从便秘谈养生

主编 邓 沂

U0392157

人民卫生出版社

图书在版编目（CIP）数据

从便秘谈养生 / 邓沂主编 . —北京：人民卫生出版社，2017
ISBN 978-7-117-24753-5

Ⅰ . ①从… Ⅱ . ①邓… Ⅲ . ①便秘－防治 Ⅳ . ①R574.62

中国版本图书馆 CIP 数据核字（2017）第 165479 号

| 人卫智网 | www.ipmph.com | 医学教育、学术、考试、健康，购书智慧智能综合服务平台 |
| 人卫官网 | www.pmph.com | 人卫官方资讯发布平台 |

从便秘谈养生

主　　编：邓　沂
出版发行：人民卫生出版社（中继线 010-59780011）
地　　址：北京市朝阳区潘家园南里 19 号
邮　　编：100021
E - mail：pmph @ pmph.com
购书热线：010-59787592　010-59787584　010-65264830
印　　刷：三河市尚艺印装有限公司
经　　销：新华书店
开　　本：710×1000　1/16　　印张：12
字　　数：185 千字
版　　次：2017 年 8 月第 1 版　2017 年 8 月第 1 版第 1 次印刷
标准书号：ISBN 978-7-117-24753-5/R · 24754
定　　价：26.00元

打击盗版举报电话：010-59787491　E-mail：WQ @ pmph.com
（凡属印装质量问题请与本社市场营销中心联系退换）

从便秘谈养生

主　编　邓　沂

副主编　程　容

编　委　邓　沂　程　容　汪荣斌　车　敏　杨小梅

前言

资料显示，中国便秘的发生率为3%～17%，60岁以上的老年人中近20%患便秘。北京地区18～70岁人群中慢性功能性便秘的发病率为6.07%。随着社会经济的迅猛发展，便秘不再是老年人的"专利"，而开始青睐其他人群。现代社会，尤其是少年儿童饮食普遍过于精细，荤多素少，少吃、不吃蔬菜水果，高脂肪、高蛋白食物摄入过多，膳食纤维摄入过少，饮水量少；老年人体力衰弱、生理功能衰退、大肠蠕动缓慢，又因功能性便秘而长期使用导泻剂；办公室一族久坐不动，缺乏运动，精神紧张，压力山大；以及妇女进食量较少、饮水不足，孕产妇营养过剩、活动不足等，致使便秘的发生率越来越高，已然成为诸多人群的"难言痛苦"。

俗语说"民以食为天"，有进必有出，日常生活中，人们每天都要吃饭，食物经过消化、吸收后的终端产物就是大便，排便因而成为大多数人需要日行一次、必不可少的"功课"。排便这个"功课"能否做得好，与个人的生活方式、饮食习惯、精神状态、运动情况、服用药物和某些疾病等许多因素，都有直接的关系。所以，稍有不慎，就会带来"解不出来""出口不畅"的痛苦，人人都有可能由此得便秘。便秘的发病率极高，便秘对健康的影响很大，便秘的养生保健很重要。便秘可引起肛门直肠疾病，导致胃肠功能紊乱，形成溃疡或肠穿孔，引起胆结石等病症，引发妇科诸多疾病，损害中枢神经系统，诱发心脑血管疾病，诱发乳腺癌结肠癌，引发"面子"问题，影响"性"福生活，对健康影响很大。

人们怎样才能不得便秘？得了便秘又应怎么办？如何通过科学、系统、方便、有效的养生保健措施，健康快乐地生活，提高生存质量？这是所有已有、未有便秘困扰的广大人群在内的所有希望健康长寿的人们追求的梦想。有鉴于此，我们组织编写了《从便秘谈养生》一书，以满足大众的需求。

本书共分五篇："开篇——从便秘谈养生"，提出便秘养生保健的价值；"寻'秘'篇——科学认识便秘"，解说便秘病症的基本知识；"探'秘'篇——便秘原因探析"，解读大便形成的原因与引起便秘的因素；"揭'秘'篇——便秘自我诊断"，通过"看表现""看检查"与"看分型"，介绍便秘的自我诊断；"解'秘'篇——便秘养生保健"，通过"四个原则""五个大法"以及"六项注意"，阐述便秘养生保健的方法措施。

我们希望通过本书帮助读者找到引起便秘的原因，学会实用的中医养生保健方法，掌握便秘者在日常生活中应注意的事项。但由于我们水平有限，书中难免有所疏漏，欢迎广大读者提出宝贵的意见和建议，以便今后进一步修订提高。

编写组

2017年5月

目录

揭"秘"篇——便秘自我诊断

解"秘"篇——便秘养生保健

开篇

从便秘谈养生

"便秘不是大毛病，解不出来真要命。"这样的抱怨曾经是老年人的"专利"，可现在，这个听上去难登大雅之堂的"小毛病"，已经成为很多人的"难言之隐"。

对现代人来说，每天保持肠道通畅，大便正常，似乎越来越奢侈。大家多多少少都有过对便秘的亲身体验："昨晚吃了顿火锅，嘴是过了馋瘾，可今天早晨大便却拉不出来了，真痛苦。""这两天蔬菜、水果吃少了，排大便也困难。""最近天天加班熬夜，已经好几天没大便了。"

偶然发生几次便秘，只要改善一下饮食营养搭配或日常生活习惯，或吃些通便的药，就能很快地使便秘消除。可现实生活中，大部分经常便秘的人，无论是多吃富含膳食纤维的蔬菜水果，还是用泻药，甚至用开塞露等外用药都不能解决问题，长年饱受便秘的煎熬，极其痛苦。

1. 便秘其实离我们很近

据中华医学会消化病学分会胃肠动力学组、外科学分会结直肠肛门外科学组发布的《中国慢性便秘的诊治指南（2013，武汉）》称，我国60岁以上的老年人有近20%患有便秘。流行病学资料显示，我国便秘发生率为3%～17%。我国北京地区18～70岁人群中慢性功能性便秘发病率为6.07%。随着我国社会经济加速发展，使得功能性便秘的发病率呈逐年上升的趋势。

便秘既见于疾病状况，也见于亚健康状况。疾病方面，便秘是某些疾病的主要症状，有时也并发于其他疾病过程之中，前者如习惯性便秘、痔疮、肛裂、肠炎、肠道息肉、肠道肿瘤等，后者如心力衰竭、低钾血症、甲状腺功能减退、肝硬化门脉高压症等。亚健康方面，便秘在现代社会更为多见，尤其是少年儿童饮食过于精细，高脂肪、高蛋白食物摄入过多，少吃、不吃蔬菜水果，膳食纤维摄入过少，以及饮水量少；老年人体力衰弱、生理功能衰退、大肠蠕动缓慢，长期使用导泻剂；办公室一族久坐不动、工作缺乏运动，精神紧张，工作压力大；妇女进食量减少、饮水不足；孕产妇营养过剩、活动不足……这些致使便秘的发生率越来越高。

2. 便秘对健康影响很大

便秘不仅使宿便滞留体内形成"垃圾站"损害人体，还会给人们带来一系列疾病。便秘不是小毛病，是造成我们健康受损、精神负担加重、生活痛苦、生活质量下降的"元凶"之一。

便秘对人体的危害，有目共睹，细数之下，竟有十大"罪状"：

罪状一：引起肛门直肠疾患。便秘时，由于排便困难、大便干燥，可直接引起或加重肛门直肠疾患，如痔疮、肛裂、直肠炎等。长期便秘，排便经常过于用力，致使肛管黏膜向外凸出，静脉回流不畅，久而久之极易引起痔疮。大便坚硬划破肛管，形成溃疡与创口，又会形成肛裂。由于肠道蠕动变慢，大便及其他废物在肠道滞留过久，刺激肠黏膜，则有可能引起直肠炎。

罪状二：导致胃肠功能紊乱。便秘时，大便滞留，有害物质吸收，可引起胃肠功能紊乱、运动失常，常出现恶心厌食、食欲缺乏、腹部胀满、胃脘饱胀，以及爱打饱嗝、口苦口臭、臭屁较多等表现。

罪状三：形成溃疡或肠穿孔。长期便秘，较硬的粪块压迫肠腔引起肠腔狭窄、盆腔周围结构改变，阻碍结肠扩张，致使直肠或结肠受压形成大肠溃疡，严重者可引起肠穿孔。

罪状四：引起胆结石等病症。在饮食规律，一日三餐定时进餐的情况下，人体内会自然产生胃–结肠反射现象，简单地说就是胃受纳饮食之后会引起排便反射。正常人每天要从大便中排泄相当数量的胆固醇。长期不吃早餐，可造成胃–结肠反射作用失调而产生便秘。而便秘者胆固醇排泄受阻，极易在胆囊中沉积形成胆结石。临床观察发现，经常不吃早餐、长期便秘者患胆结石的比例较高。

罪状五：引发妇科诸多疾病。长期便秘，直肠内大便过度充盈，使得直肠体积扩大，子宫颈向前推移，子宫体则向后倾斜。如果子宫长久保持在后倾位置，就会引发月经紊乱以及腰骶疼痛、腰部酸痛、经期肛门直肠坠胀等病症或不适。有研究发现，长期便秘妇女的肠道可产生一种物质成分，干扰下丘脑–垂体–卵巢系统的功能，妨碍排卵，最终有可能引起不孕症。

罪状六：损害中枢神经系统。便秘时代谢产物常久留于消化道，因细菌的作用会产生大量有害物质，如甲烷、酚、氨等，这些物质部分可进入中枢神经系统，损害干扰大脑功能，引起记忆力下降、注意力涣散、思维迟钝、头痛失眠等。多项调查研究证实，便秘与阿尔茨海默病有密切关系。日本的调查显示，40％～50％的阿尔茨海默病患者在青壮年时期患有慢性便秘；澳大利亚研究发现，有80％的老年便秘者患上阿尔茨海默病。我国广西医科大学的一项调查显示，阿尔茨海默病患者人群中便秘患病率达79.2％。

罪状七：诱发心脑血管疾病。 便秘本身不会引起心脑血管疾病，也不会产生致命的危险，但因便秘排便用力，增加腹压，致使血压升高，机体耗氧量增加而造成的心脑血管疾病发作则有逐年增多的趋势，如便秘可诱发心绞痛、心肌梗死、脑出血等症，或引起猝死，危及生命。

罪状八：诱发结肠癌、乳腺癌。 美国科学家埃里克雅各布斯博士和埃米莉·怀特博士在《流行病学》月刊上报道："有便秘者的结肠癌发病率是正常人的4倍多。"便秘使排泄物在结肠内停留时间延长，结肠过多地吸收排泄物中的致癌物质是便秘诱发结肠癌的主因。中华中医药学会肛肠分会副会长李国栋教授在北京地区便秘专题学术研讨会上提供的临床资料显示：在发现"乳腺癌前期病变"的女性中，有23.2％存在便秘症状，而无便秘的仅占5.1％。便秘者的大便中存在一种致突变原，该突变原与目前已知的几种致癌物质类似，其经肠道吸收后可随血液循环进入敏感的乳腺组织而发生乳腺癌，是目前便秘诱发乳腺癌的主要机制。

罪状九：出现"面子"问题。 长期便秘，宿便堆积在肠道里，一些有害的细菌会将人们没有完全消化、残留在大便中的食物残渣发酵分解，尤其是一些蛋白质类的食物，这些有害的细菌将它们发酵分解后会产生很多有害的物质。而体内毒素得不到及时排出，会使机体内分泌系统功能失常，激素代谢失调，从而导致面部色素不正常沉着，出现黄褐斑、皮肤变黑、青春痘等影响"面子"的问题。

罪状十：影响"性"福生活。 长期便秘者，由于长时间用力排便致使直肠疲劳、肛门收缩过紧及盆腔底部痉挛性收缩，以致男性不射精或性欲减退，性生活没有高潮；女性长期便秘，可引起盆腔下坠、痛经、性欲减退、阴道痉挛，并生产尿潴留和尿频、尿急等尿路感染症状，影响性生活。

另外，便秘还可引起发热、鼻出血、青春痘、荨麻疹、咳嗽气喘等病症，不易治愈。而对这些病症，经过通便治疗，使大便得以正常排解，之后往往可收到意想不到的治疗效果。

3．便秘养生保健很重要

便秘对健康影响很大，那么怎样才能不得便秘？得了便秘又该怎样通过科学、系统的养生保健，健康快乐地生活呢？

中华民族养生保健文化博大精深，渊远流长，既有系统的理论，又有丰富的方法，如能从中汲取精华，多加实践，必将为便秘朋友拨开迷雾，寻找到一条健康之路。

本书从科学认识便秘入手，帮您寻找引起便秘的各种原因，制订科学而详细、实用而简单易学的养生保健方案，科学、详细、系统地阐述便秘者在生活上要注意的各个方面，力求去粗求精、去繁求简、实用方便、作用显著，是"秘友"们和"准秘友"们寻"秘"、探"秘"、揭"秘"与解"秘"必备的养生宝典。

寻『秘』篇

科学认识便秘

一、便秘就在我身边

（一）便秘的正确读音与含义

1．便秘的正确读音

"便秘"原读音为"biàn bì"。"秘"读bì，音、义均同"闭"，有关闭、闭合与堵塞不通的意思。

现在"便秘"的读音为"biàn mì"，但"秘"义通"闭"，而无"秘密""珍贵"的含义。

2．便秘的含义

健康人在正常情况下，食物通过胃肠道，经过消化、吸收后，将剩余残渣以大便的形式排出体外，一般需要24～48小时的时间，也就是说正常人每隔1～2天会排便一次。

如果由于某些原因，粪便在肠道内停留的时间过长，粪便内所含的水分被过度吸收，就会导致粪便干燥、坚硬、排出困难。由此，正常排便的规律被打乱，可能每隔2～3天甚至更长时间才排便一次，严重者排出的粪便形状像羊粪或兔便样。对此，就称其为便秘或大便秘结。

中医学对于便秘有许多别称，如中医学经典著作《黄帝内经》中称之为"大便难"，东晋养生家葛洪称之为"大便不通"，东汉医学家、被后世尊称为医圣的张仲景称之为"脾约""闭""阴结""阳结"等。大约到宋代，始有"大便秘结"之名，清代医学家沈金鳌《杂病源流犀烛》将"大便秘结"简称为"便秘"，并逐渐为大多数医家沿用，成为标准病证名。

中医学所称"便秘"大体类似于西医学的功能性便秘。

（二）便秘的临床表现与分类

1．便秘的临床表现

一般认为，只要每隔2～3天甚至更长时间才排便一次，伴有或不伴有大便干燥难解，都提示存在便秘的可能性。但要确定是否是便秘，还须结合排便习惯、大便性状、排便感觉与其他表现等方面的相关情况，综合判断。

（1）**结合排便习惯判断便秘**：健康人的排便习惯千差万别，个体间有明显的差异。有人在一组健康人群中调查排便情况，发现其中每天一次者约占60%，一天数次者约占30%，几天一次者约占10%。另外有人报道，约90%以上的正常人大便次数为每周3次到每天3次。由此可见，必须根据平时排便习惯和排便是否困难，才能对有无便秘做出正确判断。换句话说，有人习惯于2～3天排便一次而无便秘症状，不能视为便秘；反之，有人因排便困难以致1天排便数次，但每次量少，部分大便仍留在肠内，又应视为便秘。

（2）**结合大便性状判断便秘**：正常的大便一般呈黄褐色、质软，易于排出。如果由于某些原因，大便在肠道内停留时间过长，大便内所含水分被过度吸收，就会导致大便干燥、坚硬、粗而短，并且排出困难，严重者排出的大便形状像羊粪或兔粪样，正常排便的规律也就被打乱。有时坚硬的大便甚至会划伤肠黏膜而使痔疮出血，或引起肛裂出血、疼痛。

观大便测健康、断疾病

大便作为排泄物，往往让人厌恶。尽管如此，观察大便可以帮您测定身体整体的健康状况，同时可做为重要的信息源来判断疾病。

大便的自我观察常从大便的形态表现、粗细长短、颜色和气味等方面来进行。

1. 大便的形态表现

因为大便中含有的水分决定其形态表现，所以观察大便的形态表现可以判定大便的水分。能使大便顺利排出的水分比例是70%～80%。水分若超过80%，大便稀软滑利，很难成形；水分若超过90%就是水样便，排便时如喷射状。水分若低于70%，大便则坚硬，排便时非常痛苦。

羊粪样便（颗粒形）：即如羊粪或兔便样的大便，小颗粒形状，质地偏硬，排便时很痛苦。大便变硬的原因是其在大肠内停留时间太长，水分过多地被吸收。多数便秘者的大便为此羊粪样便。

普通形便（香蕉形）：即像香蕉形状的大便，质地不硬，是从直肠顺利排出的大便，一般称为"一条便"，是消化吸收、排泄顺利进行的证据。

牙膏形便（细长形）：即像挤出的牙膏一样的细长便，质地不硬，和香蕉形便一样是正常的大便。过多摄取脂肪和绿色、黄色蔬菜导致消化不良时，大便形状可如此形且质地较软。

鸡鸭溏便（水液形）：即如鸡鸭粪便样的大便，水分较多，很难成形，有时甚至是液体状大便，见于腹泻，多由疾病引起，也可因腹部受凉、暴饮暴食、消化不良引起，但后者是暂时性的稀便，经休息和腹部热敷后就会恢复正常。

2. 大便的粗细长短

观察大便的粗细与长短可以判定大便的量。

便秘时，大便不能完全排出，即使排出，每次量也在35g以下。腹泻时，大便水分含量增加，量可达到200g以上。用大小来表示，便秘时大便量相当于1个高尔夫球，腹泻时大变量相当于一个牛奶瓶。但是，因为便量还与排便次数有关，所以还需要在综合分析的基础上做出判断。

粗而短的大便：便秘者中该型比较多见。大便中的水分一般由70%～80%变成50%，所以粗而短。由于排便时须非常用力，因此并发肛裂出血、疼痛者特别多。

中等粗的大便：如一根香肠或香蕉，这是正常的。因为饮食量多少变化不等，便量也会变化，所以不必拘泥于根数。

细而长的大便：由于质地柔软，因此排便中没有间断。虽然排便通畅但还是存在某些问题，如稍微有些消化不良，水分过多则易于出现这种状况。

细而短的大便：大便细而短，排便往往有便意不尽的感觉。如果大便太细，应考虑到肠管内有肿瘤等引起的狭窄，此时最好去医院肠道专科做详细检查。

3. 大便的颜色

观察大便的颜色可以判定相关的疾病。

大便的颜色，整体上是黄棕色的，深浅由其在大肠内通过的时间来决定，如从进食到排泄的时间短，则大便接近土黄色，而时间较长则大便为棕褐色。黄棕色以外的其他颜色的大便多为疾病的表现，必须特别注意，应尽快去医院肠道专科做检查。

茶褐色大便： 从茶色到茶褐色是没有问题的健康大便的常见颜色。

灰白色大便： 如果是由于过量进食脂肪引起消化不良，或者由于消化道钡餐检查而出现灰白色的大便，则很快就会消失，没有必要去看医生。而若全身黄疸同时伴有灰白色大便，则多是梗阻性黄疸导致。

绿色大便： 可由食用绿色添加剂和饮料或摄食过多绿色蔬菜引起，也可能是急性肠炎、食物中毒所致。

黑色大便： 由于食管、胃、十二指肠等上消化道出血，红细胞经过消化液消化可出现黑色大便，俗称柏油样大便。但有些黑便却不是因出血所致，如服过补血的铁剂、治疗胃病的铋剂和活性炭末（片）或某些中药，还有吃过动物血等。

红色大便： 红色兼水样便，见于食物中毒、细菌性痢疾和溃疡性结肠炎。如果是红色软便、普通便，要考虑大肠癌的可能，也有可能是口服泻药或吃过多颜色发红的食物所引起。若是红色硬便，则多为痔疮和直肠癌。

4. 大便的气味

了解大便的气味可以判定相关的疾病。

正常的大便中因为含有蛋白质分解物，所以会发出气味，但不会特别臭。食用肉食多时大便的臭味较重，食用素食多时臭味较经。其他气味的大便多为疾病的表现，必须加以注意，应尽快去医院肠道专科做检查。

大便酸臭或酸腐： 说明食物中的蛋白质没有完全被肠道吸收，而是被细菌分解，多为消化功能不良或胰腺功能障碍引起。

大便腥臭： 多为细菌性痢疾引起。若为肝腥气味，常是阿米巴痢疾引起。

大便奇臭： 有可能是直肠癌溃烂或继发感染所致，应引起高度重视。如果大便气味奇臭且有油珠，则多为胆囊、胰腺疾病。

（3）**结合排便的感觉判断便秘**：通常情况下，便秘者因为粪质干结引起排便艰难、费力，常伴有全身不适或痛苦等"不爽"的感觉。有人由于用力排出坚硬的粪块，可引起肛门疼痛、肛裂出血，甚至诱发痔疮、肛窦炎及肛乳头炎。但是，也有的粪质并不坚硬，且有便意，不过即使努力用劲，也感到便出不畅，排便无力，排便时间延长，并伴有头晕、乏力、出汗等表现。有时，由于坚硬粪块嵌塞于直肠腔内难以排出，但有少量水样粪质绕过粪块自肛门流出，可形成假性腹泻。

（4）**结合其他的表现判断便秘**：便秘者可有腹胀腹痛、恶心厌食、食欲减退、疲乏无力及头痛头昏等症状。医生体检时，常可在降结肠和乙状结肠部位摸到粪块或痉挛的肠段，肛门指检可触及粪块。

2. 便秘的中西医分类

（1）**西医学对便秘的分类**：西医学对便秘有不同的分类方法：按病因分类，可分为器质性便秘与功能性便秘；按粪块积留部位分类，可分为结肠便秘和直肠便秘；按肠动力异常情形分类，可分为慢传输型便秘、出口梗阻型便秘以及混合型便秘；按病程或起病方式分类，可分为急性便秘和慢性便秘。

器质性便秘：是指由于脏器的器质性病变所致的便秘。例如，肠粘连及不完全肠梗阻患者发生的便秘就属于器质性便秘。

功能性便秘：是指由于生活规律改变、精神心理因素、饮食习惯、排便习惯不良，或药物作用等因素所致的便秘。例如，外出旅行的人，由于生活规律、周围环境的改变以及劳累等因素的影响，多会出现便秘，此种便秘即属于功能性便秘。

结肠便秘：是指食物残渣在结肠中运行过于迟缓引起的便秘，如果是结肠痉挛引起的便秘则排出的大便呈羊粪状。

直肠便秘：是指大便早已抵达直肠，但滞留过久而未被排出所致的便秘，又称排便困难。

慢传输型便秘：是指结肠传输功能障碍，肠内容物通过缓慢所引起的便秘，亦称慢性通过性便秘或结肠无力。

出口梗阻型便秘：是指大便通过直肠和肛管时受阻导致的排便困难。

混合型便秘：即慢传输型便秘伴有出口梗阻。

急性便秘：多由肠梗阻、肠麻痹、急性腹膜炎、肛门周围脓肿等急性病引起。

慢性便秘：多由结肠内外的机械性梗阻或压迫、结肠蠕动功能减弱、直肠癌、痔疮、肛裂等造成。

习惯性便秘：一般而言是指长期的、慢性功能性便秘，多发生于老年人。但亦有学者认为，习惯性便秘不仅限于功能性便秘，还包括结肠便秘与直肠便秘。因此，患有习惯性便秘者应及早去医院肠道专科查明便秘的原因以对症治疗。

（2）**中医学对便秘的分类**：中医学所说的"便秘"大体类似于西医学的功能性便秘。另外，肠道激惹综合征、肠炎恢复期、直肠及肛门疾病所致便秘，药物性便秘，内分泌及代谢性疾病引起的便秘，以及肌力减退所致的排便困难等，均可参照中医学所说的"便秘"。

目前，中医学临床上一般把便秘分为虚秘、实秘两大类。实秘即实证所致的便秘，是因肠胃实邪壅结、腑气不通引起的便秘，包括热秘、冷秘和气秘三个证型。虚秘即虚证所致的便秘，是由于身体劳倦过度、饮食内伤，或产后、病后以及年老体虚、气血两亏、阴阳失调引起的便秘，气虚、阳虚则大肠传送无力，血虚、阴虚则津液不能滋润大肠，由此即可导致大便排出困难，以致秘结不通，包括气虚秘、血虚秘、阴虚秘与阳虚秘四个证型。

热秘：表现为大便干结、腹胀腹痛，伴口干口臭、面红心烦等。

冷秘：表现为大便艰涩、腹部冷痛，伴面部青黑、手足不温等。

气秘：表现为大便干结或不甚干结，欲便不得出或便而不爽，伴肠鸣、矢气、嗳气频作（即肚子叫、放屁多、打嗝多等表现）。

气虚秘：表现为大便并不干硬，虽有便意但排便困难，用力努挣则汗出短气，伴身疲乏力、精神不振等。

血虚秘：表现为大便干结，伴面色无华、头晕目眩等。

阴虚秘：表现为大便干结、状如羊屎，伴形体消瘦、口干口苦等。

阳虚秘：表现为大便艰涩、排出困难，伴面白肢冷、尿多色清等。

（三）便秘究竟是病还是症状

病、证及其症状与体征的概念

病、证均为诊断结论，症状、体征又都是疾病的表现，含义各不相同，须进行鉴别。

1."病"的概念

病，就是疾病，指具体的病种，是对疾病全过程的特征与规律等本质所作的概括，一般应有一定的发病原因和病理演变过程，有较固定的临床表现和诊断要点，如感冒、冠心病、糖尿病等。

2."证"的概念

证，是中医学特有的名词，是对疾病发展过程中某一阶段的病位与病性等本质所做的概括，如感冒有风寒证（型）、风热证（型）等，糖尿病有肺胃燥热证（型）、气阴两伤证（型）、瘀血证（型）等。症状和体征共同组成疾病的临床表现，在中医学中又称为"证候"。

3."症状"的概念

症状，是指机体因发生疾病或不完全健康（即亚健康）时而表现出来的异常感觉和状态，是患病者的一种主观感受，如头痛、头晕、腹胀、腹痛等。有时也把疾病中出现的单个症状与体征统称为"症"。

4."体征"的概念

体征，是指医生为患者检查时所发现的异常客观变化，如对便秘者检查时，发现的腹部压痛、腹部索条状包块，以及中医医生检查的舌象、脉象等表现。

1．便秘是症状

便秘究竟是疾病还是症状，一般认为"便秘不是疾病而是症状"，同时其"既可见于疾病的状况，亦可见于亚健康状况"。如1999年《中华医学杂志》编委会组织专家制订的《便秘诊治暂行标准》提出："便秘不是一种病，而是多种疾病的一个症状。"2003年中华医学会消化病学分会制订的《慢性便秘诊治指南》指出："慢性便秘是常见临床症状，可由多种疾病引起。"

（1）**疾病的状况**：临床上，以便秘为主要症状的疾病很多。

器质便秘：如直肠、肛门病变（痔疮、肛裂、直肠炎、肛周脓肿和溃疡）引起肛门疼痛和痉挛使患者害怕解便，以及直肠肿瘤疤痕性狭窄等妨碍大便排出等而引起便秘。

结肠病变：如良恶性肿瘤、肠梗阻、肠绞窄、结肠憩室炎、特异性炎症（如肠结核、肠阿米巴病）、非特异性炎症（如克罗恩病、溃疡性结肠炎）以及肠粘连、先天性巨结肠症、硬皮病等，由于影响了大便的推进等机制而造成便秘。

其他疾病：便秘还常并发于其他疾病过程中，如胃病、肝胆疾病、糖尿病、低钾血症、心力衰竭、门脉高压症等，都有可能出现便秘。

（2）**亚健康状况**：现代科技的发展，经济的进步，促进了人们物质生活的丰富和生活水平的提高，但也给健康带来了隐患。加之种种高科技产品进入学习、工作场所和家庭，人们养尊处优，缺少活动，静态时间过多，饮食上"食不厌精"，口味上"脍不厌细"。因此，不仅各种"富贵病""营养性疾病"纷至沓来，而且连过去被认为是"小毛病"的便秘，也越来越成为人们日常生活的"一部分"，成为亚健康状况的表现之一。

2. 便秘是疾病

目前，有不少学者特别是外科专家明确地把便秘的一些类型如"出口梗阻性便秘"称为"便秘病"，并提出"具有便秘的症状，并可通过影像学及实验室诊断发现相关肠通道或邻近器官的器质性异常，经过正规的药物治疗3个月以上无效或疗效不佳，或需要长期采用药物、手法、器械帮助排便的即可诊断为便秘病"。

3. 便秘是症状也是亚健康状态

临床上，如果只把便秘作为一个症状而仅采取相应的对症处理，就无法从病因方面进行深入探讨，无法制订相应的治疗方案，不仅不能达到治疗效果，甚至有时会贻误患者病情。

反过来，如果把所有的便秘都当成一种疾病来诊治，也可能会误治不少本来仅需治愈原发疾病或解除某些因素后便可以缓解或消除的症状性便秘患者或亚健康者。

因此，"便秘不仅是一种疾病，更是临床上最为常见的消化道症状，同时既可见于疾病状况，亦可见于亚健康状况"的科学认识，更有其积极意义。

（四）便秘成为当前世界难题

1. 便秘发病率持续增高

北京协和医院郭晓峰等对北京、天津和西安地区60岁以上老年人的调查发现，发生慢性便秘的比例高达15%～20%；而对北京地区18～70岁成年人进行的随机分层分级调查发现，慢性便秘的发病率超过6.07%，女性比男性高4.59倍。

西安交通大学第二医院戴菲等对北京、西安等地区的流行病学调查显示，慢性便秘发病率在6.07%～9.18%。

2. 便秘发病各人群皆有

2005年召开的"华东便秘研讨会"上披露：便秘发病率越来越高，而且患者由老年人、妇女逐渐转向中青年人。

2008年，《生命时报》联合搜狐健康频道的调查显示：在参与调查的1976人中，有40.34%的人经常受便秘困扰，49.51%偶尔会有，只有10.18%从没遇到过，其中中青年群体占了大多数，21～30岁占44.74%，31～40岁占28.19%。

上海交通大学营养学院2007年对上海市"白领"饮食习惯调查表明，约有58%的人曾经遭遇过便秘困扰，曾经因为便秘、消化不良或腹部饱胀影响工作效率。

苏州大学医学部公共卫生学院2013年对苏州市924名中学生调查，结果显示中学生功能性便秘患病率为13.53%，其中初中生患病率为18.84%，显著高于高中生患病率（8.91%）。同时表明，常吃干硬食品、学习强度重、常吃生食及饮水少为便秘致病的最可能危险因素。

华中科技大学同济医学院附属协和医院2010年对武汉地区3164名在校大学生调查显示，大学生功能性便秘总体患病率为10.4％，其中女生患病率14.6％，显著高于男生患病率（8.8％），并发现，生活压力、教育阶段、失眠及消化道疾病史为便秘的主要影响因素。

3．便秘发病具有地域性

首都医科大学附属北京中医医院消化科主任张声生介绍，北方便秘发病率普遍高于南方，如北京、沈阳分别为20％、18.5％，高于上海的7％和广州的9％。

北京医院北京老年医学研究所于普林等对全国6个城市便秘调查发现，便秘患病率有城乡差别，城市患病率为10.9％，农村为12.3％。

4．便秘发病儿童不例外

功能性便秘是常见的儿童期胃肠道功能性疾病，占儿童期便秘的90％以上。有报道称，便秘占综合性儿科门诊总数的5％～10％，占小儿胃肠病门诊的25％。

据统计，我国北方地区4～14岁儿童便秘患病率为4.73％，湖南地区10～18岁青少年患病率为6.3％，广东省深圳地区6～13岁儿童患病率为5.49％，广东省中山市4～16岁儿童及青少年患病率为6.98％，上海地区学龄儿童及青少年患病率为24.93％，提示南方地区儿童及青少年便秘高于北方地区。

2003年，杭州主城区5500人的抽样调查得出结论，杭州便秘患病率为17.6％，其中10岁以下的儿童便秘患病率最高，达37.32％。杭州市中医院肛肠科主任周乐平说：杭州孩子运动少，饮食精细，粗粮吃得少，家长爱给孩子喝牛奶，很少督促孩子喝水。另外，江南地区气候湿润，湿度大，咽喉部干燥的情况少，一般不会自觉喝水。这些可能是引起儿童便秘患病率高的原因。

5．便秘发病的相关因素

2005年召开的"华东便秘研讨会"上提出：便秘发病率越来越高，并由老年人转向中青年人，其原因与现代生活方式有很大关系，如食物过于精细，导致膳食纤维、维生素等缺失；其次是现代人夜生活过多、抽烟、工作压力大等。另外，边吃肉，边喝茶，茶叶中的鞣酸与肉食中的蛋白质结合，会生成具有收敛作用的鞣酸蛋白质，从而容易引起便秘。

中山大学附属第一医院消化内科熊理守2013年通过流行病学研究认为，除女性、高龄为慢性便秘的危险因素外，便秘还与其他许多因素有关。饮食方面，进食的纤维素食物较少、低热量饮食，摄入液体减少，或饮用较多咖啡、茶，会导致便秘发生的可能性增加。生活方面，生活在人口稠密城市和社区可增加便秘发生的风险。体重方面，较少的活动可增加便秘的患病率。家族史方面，有阳性便秘家族史的人群发生便秘的可能性较无家族史的明显升高。心理方面，焦虑、抑郁及生活不良事件也是便秘的危险因素。

6. 便秘已成为世界难题

便秘不仅成为国人的困扰，也已成为世界难题。据统计，便秘的发病，欧美高于亚洲，发达国家高于发展中国家。大洋洲普通人群便秘患病率均数为15.3%，欧洲普通人群患病率均数为17.1%，北美普通人群患病在12%~19%。亚洲人群的便秘患病率较欧美等西方国家的患病率偏低。据统计，韩国、新加坡普通人群便秘患病率分别是3%~9%、4%~7%，亚洲老年人群便秘的总体患病率为11.6%。

《新英格兰医学杂志》报道，15%的美国人长期饱受便秘之苦；在日本大街上，许多药店或饮食店都贴有针对女性便秘的药物或食物广告；在英国，便秘被称为最尴尬的疾病，每年耗费英国保健经费5000万英镑，每年到全科诊所看病的人中，约有50万便秘患者，医生针对便秘开的药甚至超过了糖尿病和高血压。

（五）人人都可能成为便秘之友

"民以食为天"，人们每天都要吃饭，食物经过消化、吸收后的终端产物就是大便，排便因而就是大多数人需要日行一次、必不可少的"功课"。

排便这个"功课"能否做得好，与个人的生活方式、饮食习惯、精神状态、运动情况、服用药物和某些疾病等许多因素，都有直接的关系。

所以，稍有不慎，就会带来"解不出来""出口不畅"的痛苦，人人都可能由此成为便秘之友。

1．生活方式

有些人起居作息不规律，是喜欢熬夜，通宵上网，结果点灯费油，耗伤胃肠津液，致使大便干燥而引起便秘。

有些人不尊重人体的排便生理反应，而是等到有闲暇时间之后才去排便，没有养成每天定时排便的习惯，甚至几日不想、不解大便，久而久之因"忍便"而发生便秘。

2．饮食习惯

有些人爱吃葱、姜、蒜、辣椒、花椒等辛辣的食物，或烧烤、火锅、油煎等加工的食品，此类食物容易耗伤胃肠津液而引起大便干燥。有些人爱吃冷饮冷食，或西瓜、梨子、荸荠、莲藕等性寒凉的食物，这类食物容易损伤胃肠、脾胃阳气，致使胃肠运动机能下降而导致大便排解无力。

有些人不注意膳食的合理搭配，少吃蔬菜水果、粗粮杂粮而缺少膳食纤维，少吃油脂，不爱喝水，影响胃肠蠕动、大便排解，往往容易引起便秘。

3．精神状态

忧愁思虑、精神抑郁、压力大的学生、知识分子、职场人士，由于精神紧张，心理压力大，导致胃肠运动节律紊乱，中医讲肝气郁结、胃肠气滞，常可以引起便秘。

4．运动情况

不喜欢运动、常以车代步的官员、办公室白领，或年老体弱、肢体瘫痪等长期卧床的老年人、病人，胃肠蠕动功能下降，中医说"动则生阳"，阳气不足，无力推动胃肠气机的运行，以致大便在结肠内运转时间延长，都可发生便秘。

5．服用药物

有些人因为长期服用某些药物容易引起便秘，如铁剂、铝化合物、钙盐、镇静剂、可待因及阿片等药物就有发生便秘的不良反应。

6．疾病方面

患有痔疮、肛裂，肠道肿瘤、炎症或者截瘫、糖尿病、心力衰竭、低钾血症、甲状腺功能减退、肝硬化门脉高压症等病症者，都容易发生便秘。

7．其他方面

妇女经期、孕期、产后以及儿童偏食等，也会发生便秘。

因此，无论您是何种职业，什么身份，也不分多大年龄，什么性别，与其等到"做不出功课"而痛苦、烦恼，不如提前"预习"，了解和掌握便秘形成的原因等科学知识，通过各种适宜的养生保健手段，防范便秘的发生或改善原有的便秘状况，从而提高生活、生存质量，减少疾病痛苦。

二、便秘要治更要防

便秘是现代生活中人人都可能遭遇的"难言痛苦"和"黑暗杀手"，它打乱了机体原本和谐有序的生理规律，破坏了人们健康幸福的日常生活，甚至招来各种各样的疾病，使人苦不堪言。

对于便秘，不仅要及时、恰当地给予治疗，更要采取积极、主动的措施加以预防。中医学、西医学对便秘的处理既有相似之处，又各有侧重，如果运用恰当，则效果显著；但是若运用不当，也会因误治而耽误病情，影响康复，甚至变生其他疾病。

中医学与西医学

中医学与西医学是两个体系，各有特点，互有优势。以下从名称、特点与优势三个方面，分别介绍中医学和西医学。

1．中医学与西医学的名称

（1）中医学的名称：中医学是中国的传统医学。一般认为，"中

医学"的"中"字是为了区别"西医学"的"西"字。实际上，因为中医学治病有"持中守一而医百病"的说法，"尚中"和"中和"才是中医学"中"的真正含义。

（2）西医学的名称：西医学即西方医学的简称。

2. 中医学与西医学的特点

（1）**中医学的特点**：中国人用整体思辨的方法看待问题，中医学因此即是宏观整体医学，一开始就是综合性、大生态、大生命的医学模式。

中医学的特点是重视整体、重视宏观、侧重于治人。中医学在疾病的认识上突出正气，强调自然、社会环境变化与正气不足对疾病的作用；诊断上重视整体反应，强调医患结合，突出望闻问切四诊合参，是无创诊断；治疗上注重整体，重视调和，如调和阴阳、调和气血、调和脏腑、补虚泻实等。

中医学治病不是直接杀死致病微生物、消除致病因素，而是用药物或其他适宜技术如针刺、艾灸、推拿按摩、食疗药膳等调节患者身体内部的平衡，从而达到增强机体正气，发挥人体自身力量，修复损伤机体，最终达到治病的目的。

（2）**西医学的特点**：西方人是用分析还原的方法看待问题，西医学因此即是微观分析医学，主要采用生物医学模式，现在转变为生物—心理—社会医学模式。

西医学的特点是重视具体、重视微观、侧重于治病。西医学在疾病的认识上认为病原微生物的侵袭是导致疾病发生的重要因素，强调人体形态结构的改变；诊断上重视局部改变，强调实验室等指标变化，突出机器的作用，有时是有创诊断；治疗上强调对抗、对症，如抗菌、消炎、解热、镇痛等。

西医学治病的目的是用药物或其他方法直接杀死致病微生物、消除致病因素。

3. 中医学与西医学的优势

（1）**中医学的优势**

第一个优势是可以预测疾病。

第二个优势是养生保健。

第三个优势是擅长治疗老年病、慢性病、疑难病，对多系统、多器官、多组织的综合病变，精神神经、内分泌、免疫系统疾患、病毒性疾病以及功能性、原因不明的病证有治疗优势，在治疗心因性疾病、心身疾病以及男性病、妇科病方面也有较大优势。

第四个优势是不仅有中药，还有独特的针灸、拔罐、刮痧、推拿按摩、气功导引等非药物疗法，以及以药膳为代表的日常食物疗法。

第五个优势是简、便、廉、验，即诊断方法简单、治疗手段便捷、价格低廉、疗效良好。

（2）西医学的优势

第一个优势是诊断比较准确、客观。

第二个优势是对部分感染、传染性疾病有疫苗预防方法。

第三个优势是抢救重危症方面有作用比较强、比较快的优势，对单系统、单器官、单组织的单一病变及器质性、原因确定的病症疗效较为确定。

第四个优势是有先进的手术治疗方法，对部分重危症、器质性病症作用速效。

（一）西医治秘重在消除症状

西医学治病，突出对症治疗，重在消除症状：一般来说，因为药物起效迅速，手术技术先进，所以应对紧急情况、局部症状，疗效显著，近期效果明显，但药物多有毒副作用，手术也多有禁忌证。

西医学对于便秘的治疗主要有三个方面：首先是一般治疗，包括正确的饮食、足够的活动与体育锻炼，以及每天通过早餐引起条件反射以实现正常肠道反射的重建；其次是药物治疗，即根据便秘轻重、病因和类型，选用适宜的药物治疗，侧重点主要是软化大便、促进肠道动力及其恢复正常的排便习惯和排便生理；第三是手术治疗。

西医学治疗便秘的特点：祛除病因或针对病因进行治疗，突出对症治疗，重在消除症状。

1．一般治疗

对于多数功能性便秘（非器质性和无明确疾病原因的便秘），通常采用以下日常生活的调理和养护措施。

（1）饮食调节：便秘患者应该多进食、多饮水，适当调整食物结构，多吃含膳食纤维多的食物，如粗制面粉、糙米、玉米、麦片、芹菜、韭菜、菠菜和水果等。多进食、多饮水，可增加大便量、减少大便干结，并刺激肠蠕动。膳食纤维能吸附水分，增加大便量，从而增强肠蠕动。

（2）定时排便：便秘患者要养成定时排便的习惯，排便的时间最好在清晨，也可在傍晚或其他时间，到时候不管有无便意，或者能不能排出大便，都要按时蹲厕所，只要长期坚持，就能建立起良好的排便条件反射。另外，平时有便意应立即解便，否则便意刺激不生效，日久原无便秘者也会发生便秘，已有便秘者则往往难以康复。

（3）活动和锻炼：患有便秘而体弱无力者，应注意加强身体活动并适当参加体育锻炼，以增强腹肌、膈肌、提肛肌等的肌力。另外，活动身体和体育锻炼还可增进食欲、增强体质、促进肠蠕动，有利于大便的排出。

（4）挖出大便块：如果患有便秘而大便硬结，停滞在直肠肛门口处，只需用手指将大便块挖出，就可立即解除痛苦。

2．药物治疗

通过上述措施处理仍未奏效的便秘病症，一般除让患者注意继续饮食调节、定时排便、加强身体活动并适当参加体育锻炼之外，还可酌情选用下列药物。

（1）润滑性泻药：如甘油每次2～10ml，或液状石蜡每次10～30ml，临时服用或睡前服用。适用于大便特别干结，或避免排便用力的患者，如年老体弱的便秘者，伴有高血压、心力衰竭、动脉瘤以及痔疮、肛瘘、疝气等的便秘患者。

本类药物有润滑肠壁的作用，其通便机制，一是药物包在粪团外使其滑润，容易通过肠道，二是药物可减少大肠对水分的吸收使大便软化。

久服本类药物可影响胡萝卜素及维生素A、D和钙、磷的吸收。肛门括约肌松弛者，因为油可从肛门流出而沾污衣裤，所以不宜服用此类药物。

（2）**渗透性泻药**：主要有盐类、糖类和醇类渗透性泻药，适用于慢性便秘患者。

盐类泻药：如镁乳每次15～30ml、氧化镁每次1～3g、硫酸镁每次10～20g。多用于肠道检查前的清肠准备，便秘患者必要时亦可间断使用。主要成分为镁离子，口服后在肠内形成高渗环境，能吸收大量水分并阻止肠道吸收水分使肠中容积增大，如同时多量饮水，可迅速增加容积，加强对肠黏膜产生刺激，增强肠管蠕动，促使排便。过量或反复服用，可引起高镁血症、高钠血症以及高磷血症。大便嵌塞、肠梗阻、先天性巨结肠、电解质紊乱的病症患者应避免长期使用。

糖类泻药：如60%半乳糖果糖甙每次10～30ml，每天3次。其在肠腔内被细菌酵解成单糖，可增加渗透压，使肠中容积增大，促进排便。

醇类泻药：如口服山梨醇每次2～4g，每天3次。山梨醇本身呈高渗状态，能携带大量水分，引起腹泻。山梨醇有增加产气和腹胀等不良反应。

（3）**刺激性泻药**：是便秘者最常自服的药物，如酚酞（果导片）每次0.05～0.2g，番泻叶每次3～6g，蓖麻油每次10～30ml，大黄片每次0.3～0.5mg，大黄苏打片每次2～3片。适用于排便动力差的患者。本类泻药及其体内代谢产物可直接刺激肠壁，使肠蠕动加强，从而促进大便排出。滥用刺激性泻药，容易引起依赖和耐药。

（4）**容积性泻药**：又称膨胀性泻药，如琼脂每次15～30ml、每天1～2次，羧甲基纤维素钠每次2g，每天3次。适用于非肠道狭窄的各种便秘患者，对低纤维膳食、妊娠及撤刺激性泻药后的便秘患者最为适宜。

本类药物吸水后增加容积，轻度刺激肠蠕动；抵达结肠后被肠道内细菌酵解，增加肠内渗透压和阻止肠内水分被吸收，因此有增强导泻的作用。

（5）**灌肠与栓剂**：灌肠与栓剂的作用机制均为刺激肠道和软化大便。

灌肠：分盐水（温盐水2000～3000ml）和肥皂水（75ml肥皂水加

温开水至1000ml）两种。盐水较肥皂水刺激性小，适用于大便嵌塞的患者。

栓剂：如开塞露（主要含甘油）、甘油栓（需要时塞入肛门），适用于大便特别干结或排便感觉差的出口梗阻性便秘患者。

（6）促肠动力药：如西沙必利每次5~10mg、每天3次，莫沙必利每次5mg、每天3次。适用于慢性传输型便秘患者。本类药物从不同的环节促进肠动力，从而治疗便秘。

3．手术治疗

经正规、系统的非手术治疗后仍然收效不大，并且各种特殊检查显示有明确的病理解剖和确凿的功能性异常部位，即经肠道专科医生确认有手术指征者，可考虑手术治疗。

外科手术的适应证主要有继发性巨结肠、部分结肠冗长、结肠无力、重度的直肠前膨出症、直肠内套叠、直肠黏膜内脱垂等。

（二）中医治秘重在恢复功能

中医学治病，采用辨证论治的方法，重在治病求本，恢复功能，也常根据具体情况"急则治其标，缓则治其本"。

一般来讲，中医学从整体上调节、平衡人体的功能，因此有时虽然作用较慢，但疗效显著、远期效果明显，治疗多无毒副作用。

中医学对于便秘，采取审证求因，详细辨别病证的寒热虚实，并且根据个体不同体质，"寒者热之，热者寒之，虚者补之，实者泻之"，区别治疗，重在调节、恢复大肠正常的传导功能。

中医学对便秘的治疗有丰富的经验，疗效良好，方法多样，如药物内治外治、针刺艾灸、推拿按摩、药膳食疗、气功锻炼等，这里仅介绍一些药物内治的常用方法。便秘者可在中医师或中药师的指导下，选用方药、中成药或单味中药治疗。

1．辨证药物内治

中医认为，便秘由大肠传导功能失职引起，实秘多因肠胃实邪塞结、腑气不通所致；虚秘则由劳倦、饮食内伤，或产后、病后以及年老体虚、气血两亏、阴阳失调，气虚、阳虚则大肠传送无力，血虚、阴虚则津液不能滋润大肠，而导致大便排出困难，以致秘结不通。

中医治疗便秘并非单纯通下，而当区分虚实，辨证论治：实秘以驱邪为主，泄热、温散、通导为治本之法，并可辅以顺气导滞之品，标本兼治，邪去便通；虚秘以养正为先，益气温阳、滋阴养血为治本之法，辅以甘温润肠之药，标本兼治，正盛便通。如明代医学家张景岳在《景岳全书·秘结》中指出："阳结者邪有余，宜攻宜泻者也；阴结者正不足，宜补宜滋者也。知斯二者即知秘结之纲领矣。"即便秘治法上实者宜通泻，虚者宜润补，应注意审证求因，审因论治。

便秘一般分为虚实两大类七个证型：实秘包括热秘、冷秘和气秘三个证型；虚秘包括气虚秘、血虚秘、阴虚秘与阳虚秘四个证型。

根据《黄帝内经》"六腑以通为用"的治疗原则，临床辨证治疗根据中医的辨证分型，便秘的常规治法有以下七法：清热通腑、散寒通腑、理气通腑、益气通腑、养血通腑、养阴增液通腑、温阳助运通腑。以上治法，具体运用时，或一法单用，或多法合施。

（1）热秘：即"阳结"，指燥热、阳热内结，灼伤津液引起的便秘。

临床表现：大便干结、排便困难、排便间隔时间延长，伴腹胀腹痛、口干口臭、面红心烦、小便短赤，舌红、苔黄燥、脉滑数。患者身体多为热底儿，经常嗜酒或过食辛辣刺激、肥甘厚味即会发病。

治法：泄热通腑，清热润肠。

方药：泄热通腑法适用于积热较重的便秘患者，如大便干结、口臭口苦、小便短赤等较为明显，常用调胃承气汤治疗。调胃承气汤源于《伤寒论》，方由大黄、芒硝、炙甘草组成，大黄、芒硝通腑泄热，炙甘草味甘调味护胃。清热润肠法适用于肠胃积热而兼有津液损伤的便秘患者，如口干喜饮、胃热嘈杂、眼目干涩等，常用麻子仁丸（汤）治疗。麻子仁丸（汤）源于《伤寒论》，方由大黄、枳实、厚朴、火麻仁、杏仁、白芍、白蜜组成，方中大黄、枳实、厚朴通腑泄热，火麻仁、杏仁、白蜜润肠通便，白芍养阴增液。对于伴痔疮、肛裂出血者，可在上述方剂中加地榆、槐花清肠止血；伴烦躁易怒、口苦目赤者，可合用《本草经疏》更衣丸（汤）或改用《黄帝素问宣明论方》当归芦荟丸（汤）治疗。更衣丸（汤）由芦荟、朱砂组成；当归芦荟丸（汤）由当归、龙胆草、栀子、黄连、黄芩、黄柏、大黄、青黛、芦荟、木香、麝香组成。

中成药：老年人、孕产妇的肠胃积热型便秘，可用麻子仁丸、麻仁软胶囊、麻仁润肠丸、通便灵胶囊等中成药治疗。麻子仁丸、麻仁软胶囊组成同上述之"麻子仁丸"；麻仁润肠丸由大黄、当归、羌活、桃仁、火麻仁组成；通便灵胶囊由番泻叶、当归、肉苁蓉组成。兼有腹胀恶心、胃脘饱胀的肠胃积热型便秘，可用六味安消胶囊治疗。该方由大黄、土木香、山柰、寒水石、诃子、碱花组成。伴有咽喉牙龈肿痛、口疮疼痛的肠胃积热型便秘，可用一清胶囊（颗粒）、黄连上清丸与牛黄解毒片（丸）等中成药治疗。一清胶囊（颗粒）由大黄、黄芩、黄连组成；黄连上清丸由黄连、黄芩、黄柏、栀子、菊花、桔梗、薄荷、川芎、大黄、连翘、当归、葛根、玄参、花粉、姜黄组成；牛黄解毒片（丸）由牛黄、雄黄、石膏、大黄、黄芩、桔梗、冰片、甘草组成。伴有烦躁易怒、口苦目赤及其失眠的肠胃积热型便秘，可用复方芦荟胶囊治疗。方由芦荟、青黛、朱砂、琥珀组成。

生活调理：饮食宜清淡，适当食用偏凉性的食物，如香蕉、梨子，或用决明子、苦丁等泡茶饮用。

（2）冷秘：即"阴结"，指冷气、阴寒凝结，津液不通所致的便秘。

临床表现：大便艰涩、排出困难，伴腹部冷痛、不喜按压，手足不温，恶心呕吐，舌苔白腻、脉弦紧。患者身体多为冷底儿，或感受寒冷病邪，或过食寒凉饮食即会发病。

治法：温里散寒，通便止痛。

方药：可用大黄附子汤加味治疗。大黄附子汤源于《金匮要略》，由大黄、炮附子、细辛组成，再加干姜、小茴香、枳实、厚朴、木香，方中炮附子、细辛、干姜、小茴香温里散寒止痛，大黄、枳实、厚朴、木香通腑泻下理气。

中成药：可用大黄附子丸（蜜丸、水泛丸）、半硫丸等中成药治疗。大黄附子丸（蜜丸、水泛丸）组成同上述"大黄附子汤"；半硫丸由半夏、硫黄组成。

生活调理：宜适当食用温性、热性的饮食，可用肉苁蓉、锁阳等泡茶饮用，或肉苁蓉煮粥食用。另外，亦可热敷腹部。

（3）**气秘**：即情志郁结、气壅肠道，胃肠运动受阻引起的便秘。

临床表现：大便干结或不甚干结、欲便不得或便而不爽，伴腹胀肠鸣，打嗝、放屁较多，胸胁胀闷，食欲不振、食量减少，舌苔薄腻、脉弦等。患者平时多有忧愁思虑、抑郁恼怒，或久坐少动，每于情绪不好时即会发病。

治法：顺气行气，导滞通便。

方药：可用六磨汤等方治疗。六磨汤源于《世医得效方》，方由木香、乌药、沉香、大黄、槟榔、枳实组成，方中木香、乌药、沉香顺气行气，大黄、槟榔、枳实导滞通便。如郁久化火而口干口苦，可在上述方剂中加黄芩、栀子、龙胆草清肝泻火；气逆呕吐，可加半夏、旋覆花、代赭石降逆止呕；跌打损伤、腹部术后出现便秘不通，辨证多属气滞血瘀者，可加桃仁、红花、赤芍活血化瘀。

中成药：婴幼儿、中老年饮食积滞引起腹胀腹痛、厌食纳差的气秘，以及腹部手术后促进肠胃功能恢复者，可用四磨汤口服液、木香槟榔丸等中成药治疗。四磨汤口服液由木香、枳壳、乌药、槟榔组成；木香槟榔丸由木香、槟榔、枳壳、青皮、陈皮组成。兼有腹胀肠鸣、恶心厌食等湿邪阻滞的气秘，可用木香顺气丸治疗。方由木香、香附、青皮、陈皮、砂仁、苍术、枳壳、槟榔、厚朴、炙甘草组成。

生活调理：调畅情志，适当运动，并宜食用行气解郁的食物，如金橘、桔橘饼或陈皮、玫瑰等泡茶饮用。

（4）**气虚秘**：即气虚，胃肠蠕动无力导致的便秘。

临床表现：大便并不干硬，虽有便意但排便困难，用力努挣则汗出短气，伴精神不振、身疲乏力、懒言少语、面色淡白，舌淡苔白、脉弱无力。患者多为年高体弱或久病之人。

治法：补中益气，润肠通便。

方药：可用黄芪汤治疗。黄芪汤源于《金匮翼》，由黄芪、麻仁、陈皮、炙甘草、白蜜组成。方中黄芪补中益气，火麻仁、白蜜润肠通便，陈皮理气，甘草补中调味。如气虚下陷出现肛门坠迫，屡欲登厕而虚坐努责不下，可在上述方剂中加升麻、柴胡益气升提，或改用《内外伤辨惑论》补中益气汤治疗。补中益气汤由黄芪、党参、白术、炙甘草、当归、陈皮、升麻、柴胡、生姜、大枣组成。

中成药：可用便秘通口服液、润肠通便口服液等中成药治疗。便秘通口服液由白术、肉苁蓉、枳壳组成；润肠通便口服液由炙黄芪、生白术、肉苁蓉、何首乌、肉桂、枳壳、神曲组成。

生活调理：应适当增加营养，以增强患者的体质，可常食山药、板栗、花生等补气的食物。同时，亦应避免过劳。

（5）**血虚秘**：即血虚，胃肠失润导致的便秘。

临床表现：大便干结、排便不畅，伴面色无华、口唇色淡、心悸气短、头晕健忘、失眠多梦，舌淡苔白、脉细。患者多为产后血亏、年老血虚之人。

治法：养血补血，润燥通便。

方药：可用通润四物汤治疗。通润四物汤源于《妇科玉尺》，由当归、熟地黄、芍药、川芎、火麻仁组成，方中当归、熟地黄、芍药、川芎（即"四物汤"）滋阴养血，火麻仁润肠通便。如兼肾精亏损而腰脊酸软、经少色淡，可在上述方剂中加制首乌、肉苁蓉等补肾填精；如血虚内热而经常低热，可加知母、胡黄连等清解虚热。

中成药：可用常通舒冲剂、通便灵胶囊或复方阿胶浆等中成药治疗。常通舒冲剂由生何首乌、生当归、生赤芍、桑葚子、火麻仁等组成；通便灵胶囊由当归、肉苁蓉、番泻叶等组成；复方阿胶浆由阿胶、熟地黄、人参、党参、山楂等组成。

生活调理：可用红枣、花生、桂圆肉煮粥食用，亦可经常食用猪肝菠菜汤或乌鸡汤。另外，不宜过劳，尤其注意不可经常熬夜或过度用眼。

（6）**阴虚秘**：即阴津虚亏，胃肠燥结引起的便秘。

临床表现：大便干结，状如羊屎，伴形体消瘦、口干口苦、头晕耳鸣、心烦少眠，舌红少苔、脉细数。患者体形多偏瘦，特别多见于老年人和妇女及发热性疾病恢复期。

治法：滋补阴液，润肠通便。

方药：可用增液汤加味治疗。增液汤源于《温病条辨》，由玄参、生地黄、麦冬组成，有滋阴生津的作用，可加芍药、玉竹、石斛补益阴液，火麻仁、柏子仁、栝楼仁润肠通便。胃阴不足明显而口干口渴、胃中嘈杂，可在上述方剂中合入《温病条辨》益胃汤；兼虚热而两颧红赤、潮热盗汗，可在上述方剂中合入《小儿药证直决》六味地黄丸（汤）治疗。益胃汤由北沙参、生地黄、麦冬、玉竹、冰糖组成；六味地黄丸（汤）由熟地黄、山茱萸、牡丹皮、山药、茯苓、泽泻组成。

中成药：可用五仁润肠丸、左归丸等中成药治疗。五仁润肠丸由生地黄、当归、肉苁蓉、桃仁、火麻仁、柏子仁、郁李仁、松子仁、大黄、陈皮组成；左归丸由熟地黄、山药、山茱萸、枸杞子、川牛膝、菟丝子、鹿角胶、龟板胶组成。

生活调理：平时多喝水，多食富含汁液的水果、蔬菜，如梨、荸荠、萝卜，也可常食芝麻、淡菜。

（7）**阳虚秘**：即阴津虚亏，胃肠燥结引起的便秘。

临床表现：大便干或不干，排出困难，伴面色㿠白、畏寒肢冷、腹中冷气攻痛或腰脊冷痛、尿多频数，舌淡苔白、脉沉迟。患者多为年高体弱或久病之人。

治法：温阳散寒，开秘通便。

方药：可用济川煎加味治疗。济川煎源于《景岳全书》，由肉苁蓉、怀牛膝、当归、升麻、泽泻、枳壳组成，再加肉桂、核桃肉、生何首乌。方中肉苁蓉、核桃肉、肉桂、牛膝温补肾阳、润肠通便；当归、何首乌养血润肠；升麻、泽泻升清降浊；枳壳宽肠下气。如阴寒较甚，可配服《太平惠民和剂局方》半硫丸温里散寒。

中成药：可用苁蓉通便口服液或右归丸等中成药治疗。苁蓉通便口服液由肉苁蓉、生何首乌、枳实、蜂蜜组成；右归丸由熟地黄、山药、山茱萸、炮附子、肉桂、菟丝子、鹿角胶、枸杞子、当归、杜仲组成。

生活调理：注意饮食调养，宜食温而不燥的饮食，可经常食用韭菜、羊肉，或常食肉苁蓉粥或张仲景药膳名方当归生姜羊肉汤。

2. 单味中药治疗

（1）**大黄**：为植物掌页大黄或唐古特大黄等的根或根茎，又名"将军"，味苦，性寒，入胃、大肠等经，有泻热通便的作用，适用于热结便秘，妇女月经期、妊娠期及哺乳期均应慎用或忌用。

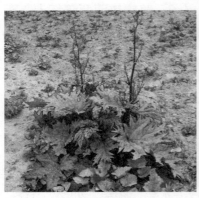
掌页大黄

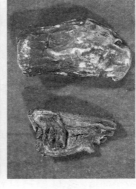
大黄药材

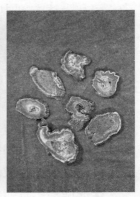
大黄饮片

用法举例如下：

生军茶（《茶饮药酒方集萃》）：即生大黄茶，生大黄4g，放入茶杯中，以沸水冲泡5分钟，加白糖适量调味，代茶饮用，每天1次。注意：长期使用会减弱胃肠蠕动功能，导致排便更困难，加重便秘。

（2）番泻叶：为植物番泻叶的小叶，味甘苦，性寒，入大肠经，有泻热通便的作用，适用于热结便秘，妇女月经期、妊娠期及哺乳期均应忌用。

用法举例如下：

番泻叶茶（《中国药学大辞典》）：番泻叶1.5~3g，放入茶杯中，以沸水冲泡5

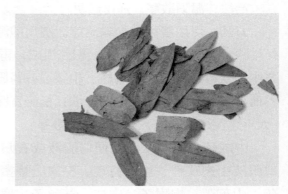
番泻叶饮片

分钟，代茶饮用，每天1次。注意：大剂量使用会发生峻泻、狂泻；长期使用会减弱胃肠蠕动功能，导致排便更困难，加重便秘。

（3）芦荟：为植物库拉索芦荟、好望角芦荟等的叶汁经浓缩的干燥物，味苦，性寒，入肝、胃、大肠经，有清肝泄热、泻下通便的作用，适用于伴有烦躁易怒、口苦目赤及其失眠的热结便秘。

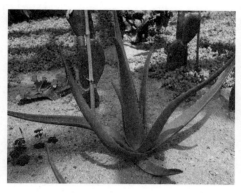

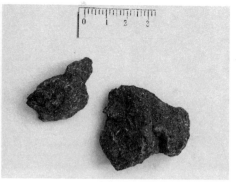

库拉索芦荟 芦荟药材

用法举例如下：

芦荟通便胶丸（《中医杂志》1988年第4期）：将6g干芦荟研成细末，分装在6枚胶囊内，用温开水吞服，成年人每次2～3枚，儿童每次1枚，每天2次。若无胶囊，亦可将药末平分成6份，用温白糖开水吞服，成年人每次2～3g，儿童每次1g，每天2次。

苹果炖芦荟（《炖品跟我学》）：鲜芦荟200g，去刺、去皮、洗净，切成条状，撒上白糖腌1小时；青苹果500g，削皮、去核、洗净，切成小块；水烧开后将青苹果块、芦荟条和适量冰糖倒入锅中，用小火加盖炖至酥软即可，食苹果和芦荟、饮汤，每天1次。

（4）当归：为植物当归的根，味甘，性温，入心、肝、脾经，有补血活血、润肠通便的作用，适用于老年人、妇女产后及其久病体弱者的血虚便秘。

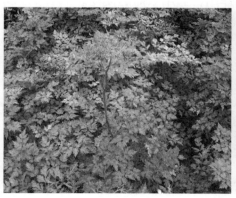

当归 当归药材

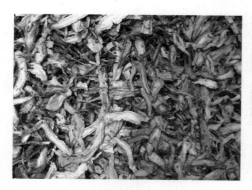

当归饮片

用法举例如下：

当归苁蓉猪血羹（实用食疗方精选）：将肉苁蓉15g，当归5g洗净，加水适量，煮取汁液；猪血125g煮熟，切成片或条；葱白切段，生姜切片；将冬葵菜250g（亦可用菠菜代之，但须焯水后再用）撕去筋膜，洗净，放入锅内，加水煮熟，加入备用的苁蓉当归汁液、猪血片或猪血条以及姜片、葱段，煮开，调入猪油、香油、食盐、味精，混合均匀即可。趁热空腹食用，亦可于进餐时食用。

归芪蜜膏（民间验方）：火麻仁100g捣碎，同当归、黄芪各30g与陈皮10g加水煎取汁液，再煎至浓稠，入等量经煎炼的蜂蜜，搅匀，煎溶，做成蜜膏，每次1~2匙，开水化开服用，每天2~3次。用于老年人气虚血亏，大便秘结难通，少气自汗。

当归桃仁粥（《润肠排毒菜点茶饮》）：将当归10g，桃仁5g洗净，小火煎煮半小时，去渣留汁，粳米50g淘洗干净，加水适量，和药汁同入锅中，煮成稠粥，加红糖或白糖适量，化开即可，早晨起床后1次食完，或早晚2次分食。用于血虚、血瘀所致便秘的调治，如妇女产后或跌仆外伤、手术后腹部胀满、大便困难等最为适宜。

（5）**生何首乌**：为植物何首乌的块根，味苦甘涩，性微温，入肝、心、肾经，有补助肝肾、滋益精血的作用，适用于血虚便秘。

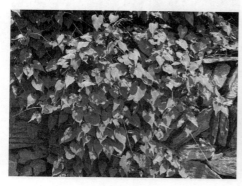

何首乌

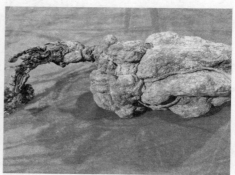

何首乌药材

用法举例如下：

首乌饮（《黑龙江中医药》1999年第8期）：生首乌60g，加水500ml，煎煮30分钟，去渣取汁，每次饮50～100ml，每天1剂。

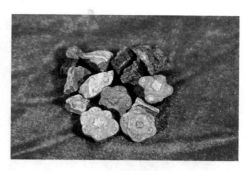
生何首乌饮片

首乌粥（《食品与健康》2002年第11期）：生何首乌30g，水煎取汁，加大米60g煮粥，酌加白糖调味食用，每天1次。

首乌决明茶（民间验方）：生何首乌、决明子各15g，沸水冲泡，代茶用，每天1次。用于伴有高血压的血虚便秘，尤以老年人最为适宜。

（6）**柏子仁**：为植物侧柏的种仁，味甘、性平，入心、肾、大肠经，有养血安神、润肠通便的作用，适用于血虚便秘、阴虚便秘。

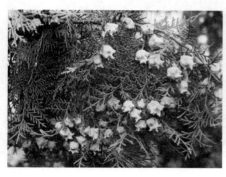
侧柏

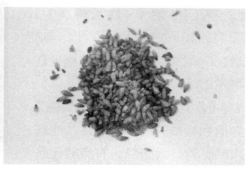
柏子仁饮片

用法举例如下：

柏子仁粥（《药膳食疗》2002年第10期）：柏子仁15g捣烂，与粳米100g煮粥，调入蜂蜜适量，食用，每天1次。

柏仁枳实膏（《开卷有益（求医问药）》2006年第4期）：柏子仁250g捣烂如泥，枳实24g焙干、研末，蜂蜜500ml放锅内，小火熬炼成膏状，倒入柏子仁与枳实，搅匀再熬片刻，取出候凉，装瓶备用。儿童每次5～7g，成年人每次10～15g含化，或用温开水送服，每天3～5次。用于小儿、老年人身体素弱或大病之后，大便艰涩难解，或腹部胀满、食欲不振、神疲乏力、面色萎黄等证。

（7）**天门冬**：为植物天门冬的块根茎，又名天冬、明天冬，味甘苦、性大寒，入肺、肾经，有清肺降火、滋阴润燥的作用，适用于阴虚秘。

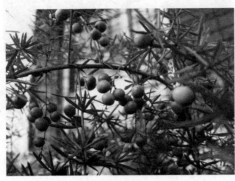

天门冬

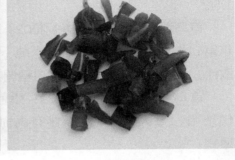

天门冬药材

用法举例如下：

天门冬粥（《饮食辨录》）：天门冬15～20g水煎取汁，与粳米100g煮粥，候熟，入冰糖少许，稍煮即可，空腹食用。

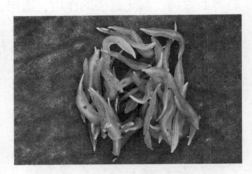

天门冬饮片

（8）**瓜蒌仁**：又名栝楼仁，为植物栝楼的种子，味甘、性寒，入肺、胃、大肠经，有清肺化痰、润肠通便的作用，适用于阴虚秘。

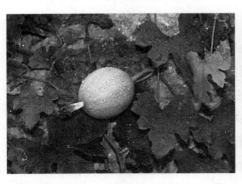

栝楼

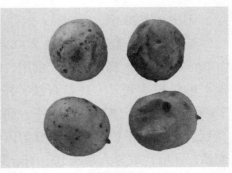

瓜蒌药材

用法举例如下：

瓜蒌当归饮（《老同志之友》2014年第5期）：瓜蒌仁15g碾碎，与当归15g一起加水煎汁，一次或分两次饮服。

炒瓜蒌仁（民间验方）：瓜蒌仁炒后作零食随意食用。

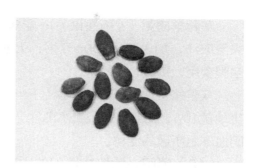

瓜蒌仁饮片

（9）**肉苁蓉**：为植物肉苁蓉的带鳞叶的肉质茎，味甘咸、性温，入肾与大肠经，既补肾助阳，又益精润肠，适用于阳虚便秘。

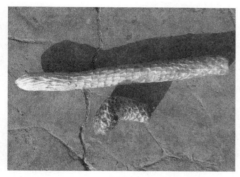

肉苁蓉鲜茎

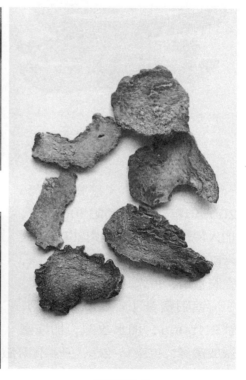

肉苁蓉饮片

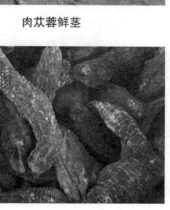

肉苁蓉药材

用法举例如下：

肉苁蓉粥（《药膳食疗》2002年第10期）：肉苁蓉15g洗净、切细，同大米50g一同煮粥食用，每天1剂。

苁蓉羊肉粥（《药性论》）：羊肉50g切碎，与肉苁蓉15g加水煎汤，去渣取汁，加入粳米100g煮粥，粥熟后加食盐适量、胡椒粉少许调味。空腹食用，每天1～2次。

苁蓉蜂蜜饮（《家庭医学（下半月）》2014年第12期）：肉苁蓉15g，生地黄10g，当归12g，加水煎汁，稍凉加蜂蜜后饮服。适于年老体弱，阴血不足所致的便秘。

（10）锁阳：为植物锁阳的肉质茎，味甘、性温，入肾与大肠经，功用与肉苁蓉相似。

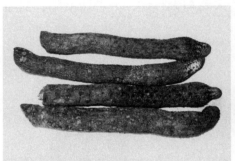

锁阳鲜茎　　　　　　　　　　锁阳药材

用法举例如下：

锁阳羊肉粥（《家庭中医药》2005年第5期）：锁阳20g煎汁，加入洗净、切细的羊肉250g与大米60g煮粥，加盐、葱、姜调味，空腹食用，每天1次。

锁阳蜜膏（《本草切要》）：锁阳1500g，加水浓煎，加蜂蜜做成蜜膏，每次1～2匙，开水化开服用，每天3次。

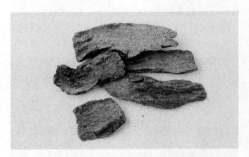

锁阳饮片

（三）治秘传言误区及其正误

常言道"病急乱投医""三人成虎"，我们日常生活与临床实践中经常会遇到一些治疗便秘的传言误区。以下做一介绍，并予正误：

1．"有病"盲目治疗

☒ 一些人得了便秘，认为是小毛病，不用去医院进行检查和治疗，自己随便吃点泻药、调整一下饮食就可以治愈。

☑ 引起便秘的原因很多，也很复杂，因此一旦发生便秘，尤其是比较严重、持续时间较长的便秘，应及时到医院检查，查找引起便秘的原因，以免延误原发病的诊治，并及时、正确、有效地解决便秘的痛苦，切勿随便使用泻药。

☒ 一些人得了便秘，没搞清楚便秘的原因，更没有医生的检查和诊断，就急忙服用"清肠""净肠"的保健品，认为这样会把肠内的毒素随大便排出，便秘的症状就会改善。

☑ 市场上很多清肠茶、净肠茶多含有泻药的成分，虽然有清肠通便功效，但并非人人都适用，应对症使用。同时也不宜长期服用，以免损伤人体正气，造成免疫力下降，体质虚弱，并有可能诱发胃部寒证、肝脏中毒、浮肿、贫血、头晕、局部肝硬化等新的病症，有的还会产生耐药性，只能依靠药物才能通便，严重者还会引起结肠黑变病。

☒ 许多长期便秘的患者，特别是老年朋友，常失去耐性，不愿意循序渐进地正规治疗，不分青红皂白地服用果导、番泻叶、大黄片等泻药通便。

☑ 以上泻药及其体内代谢产物是通过直接刺激肠壁，使肠蠕动加强，从而促进大便排出的。其临床使用有一定的适应证和适宜人群，并非适用于所有便秘患者。同时，这类药物的使用一般以半年为限，如果长期服用会产生药物依赖，导致继发性便秘，而且在短期内很难治愈。近来还发现，长期服用大黄、番泻叶等蒽醌类泻下剂，结肠黏膜会出现暗褐色和黑棕色的色素沉着，引起结肠黑变病。

2．"没病"盲目跟风

☒ 一些女性朋友，特别是年轻群体，偶然发生便秘，听信"便秘与美容关系密切"和"排毒养颜"的过度宣传，盲目跟风，或节食、断食排毒，或长期服用含有泻药成分的排毒品，或去做"灌肠""洗肠"所谓的保健服务。

☑ 节食、断食不等于排毒，盲目节食、断食反而会让新陈代谢能力减缓，而导致身体各方面功能紊乱，这个时候身体免疫力降低，体质变得渐渐敏感，体液逐渐呈酸性，很容易引起容颜改变或发生各类疾病。因此，节食、断食是错误的，不过适当调节饮食习惯，如多吃清淡蔬果、减少饭量、多饮水等，对美好容颜或保持健康是非常有益的。

☑排毒是通过畅通人体消化系统、泌尿系统、汗腺、血管、淋巴管等排毒管道，加速毒素排出体外而使容颜美好或身体健康，而排便只是通利大便，排出的也仅是人体消化道内的毒素。因此，要使容颜美好，身体健康，并非只有排便排毒一法，特别是不能长期服用含有泻药成分的排毒品，而要根据个人情况在医生指导下选择适宜的排毒方法，并服用一些补品，调节人体生理功能，调动人体自身排毒系统，帮助疏通排毒管道和促进代谢废物排出。

☑洗肠，医学上叫灌肠，临床上是作为一种治疗手段而存在的，也是某些便秘的有效治疗方法之一，但是将其搬到休闲场馆或家庭用作保健，甚至由非专业人士操作，就不太合适了。首先，因为人天天要吃饭，代谢产物天天在产生，而我们不可能经常去洗肠，所以洗肠的排毒功能是极其有限的；其次，洗肠的技术不易掌握，稍有操作不慎，极易发生肠穿孔，逆向感染，有时还会发生体内酸碱平衡失常，引发其他疾病。特别是女性，更由于肛门离尿道、阴道口很近，灌洗液中的大便流出时特别容易污染尿道和阴道。因此，洗肠、灌肠必须严格把握适应证，只在必要时实施，并且应由专业医护人员操作，不提倡经常进行，特别不适宜用于保健。

总之，我们应善待自己，提高对便秘的认识，有病早治，并且要到正规医院，配合医生系统治疗。不吝惜为健康花钱，又不盲目跟风。

（四）便秘养生保健意义重大

"治未病"是中医养生保健的法宝

"治未病"最早见于中医经典著作《黄帝内经》的《素问·四气调神大论》："是故圣人不治已病治未病，不治已乱治未乱，此之谓也。夫病已成而后药之，乱已成而后治之，譬犹渴而穿井，斗而铸锥，不亦晚乎！"原文从正反两方面强调了"治未病"的重要性，一直以来成为中医养生保健的法宝、准则。

"治未病"思想的内涵应包括"未病先防""病中调养""既病防变"和"病愈防复"四方面。

中医"治未病"的先进理念与世界卫生组织（WHO）1996年在《迎接21世纪挑战》报告中提出的21世纪的医学将从"疾病医学"向"健康医学"发展的理念非常贴合：21世纪的医学将从重治疗向重预防发展；从针对病源的对抗治疗向整体治疗发展；从重视病灶的改善向重视人体生态环境的改善发展；从群体治疗向个体治疗发展；从生物治疗向心身综合治疗发展；从强调医生作用向重视患者的自我保健作用发展；在医疗服务方面从以疾病为中心向以患者为中心发展。

便秘不是小毛病，是造成我们健康受损、精神负担加重、生活痛苦、生活质量下降的"元凶"。

便秘是现代人的"难言痛苦"。无论您从事何种职业，是什么身份，也不管多大年龄、何种性别，都有可能发生便秘。

便秘既要治疗，更要预防，而且预防（即养生保健）意义更加重大。便秘的养生保健主要包括以下四方面：

1．"未病先防"

"未病先防"即重视便秘，预防在先。要全面了解便秘发生的原因，特别要在生活方面重视饮食、起居、运动等细节，无论是精神情绪还是行为方式，都要符合健康的要求，从而减少便秘的发生机会，防患于未然。

2．"病中调养"

便秘既要重视治疗，也要注意治疗同时的调养。便秘的"病中调养"主要包括根据便秘病证不同的病因来调养，根据便秘者不同的证候表现来调养。

3．"既病防变"

已经发生了便秘，既不能掉以轻心而不管不治，也不能过分紧张而胡治乱治。便秘同其他病症一样，也是循序渐进逐步发展的，如果有病不治，不及早祛除，可能会从最初有便秘的感觉到出现轻微的便秘症状，再到迁延好几年便秘史，一直到不用泻药就不能排便的重症，最终发展成严重的疾病或者成为其他疾病的"导火索"；同时，也不能听信虚假广告，胡治乱治，过度治疗。只有规范、系统地治疗才能治愈或缓解便秘病症，预防病症进一步发展。

4．"病愈防复"

许多人往往"好了伤疤忘了疼"，一旦便秘得以治愈，就忘乎所以，又恢复以往不良的生活习惯，这是不可取的。便秘治愈后，应继续注重养生保健以防止便秘的复发，可以采用具有普遍性的综合性养生方案，也可以针对个人体质或其他疾病等情况，采用具有明确指向性的个性化养生保健方案或措施。但无论采用何种养生保健措施预防便秘的复发，都必须坚持不懈。

探『秘』篇

便秘原因探析

一、大便形成的脏腑

（一）西医学中的胃肠及大便

便秘是由于人体胃肠消化、吸收、排泄器官不能发挥正常功能所致。因此要探讨便秘的发生原因，还得先明白我们每天吃进去的饮食物，在胃肠是经过怎样的过程消化、吸收，形成大便进而排泄出来的生理过程。

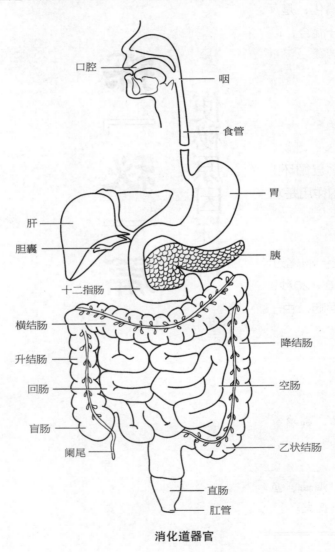

口腔 咽
食管
胃
肝
胆囊 胰
十二指肠
横结肠 降结肠
升结肠 空肠
回肠
盲肠 乙状结肠
阑尾
直肠
肛管

消化道器官

1.食物在胃肠中的消化和吸收

消化和吸收是两个相辅相成、紧密联系的生理过程。

（1）**消化**：是饮食物在消化道，即口腔→咽→食管→胃→小肠（十二指肠、空肠和回肠）→大肠（盲肠、结肠和直肠）内被分解为小分子的生理过程。

消化具体有机械性消化和化学性消化两种方式。正常情况下，两种方式的作用是同时进行、互相配合的。

机械性消化：是通过消化道肌肉的舒缩活动，将食物磨碎，并使之与消化液充分混合，以及将饮食物不断地向消化道远端推送的生理过程。

化学性消化：是通过唾液腺、食管腺、胃腺、肠腺、肝和胰等消化腺分泌的唾液、胃液、胰液、胆汁、小肠液和大肠液等消化液将饮食物消化的生理过程。消化液中含有各种消化酶，能分别分解饮食物中的蛋白质、脂肪和糖类等物质，使之成为小分子物质，便于人体进一步吸收。

（2）**吸收**：是饮食物经过消化后，其营养成分透过消化道的黏膜，进入血液和淋巴循环的生理过程。胃肠的神经和胃肠激素在消化与吸收生理过程中的作用是功不可没的。

不能被消化道消化和吸收的食物残渣，最终以大便的形式排出体外。

（3）**消化器官与消化吸收**

1）**口腔**：消化过程是从口腔开始的。饮食物在口腔内停留时间很短，一般是10~20秒钟。食物在口腔内被咀嚼、被唾液湿润之后，形成食团，便于吞咽。由于唾液的作用，饮食物内的某些成分在口腔内还会发生某些化学变化。因此饮食养生讲究从容和缓，细嚼慢咽。

细嚼慢咽好处多

好处一：细嚼能使唾液大量分泌，能够帮助胃的消化。如唾液中的淀粉酶可助消化，溶菌酶和分泌性抗体可杀菌解毒。最新研究还证实，唾液具有使致癌物转化为无害物质的作用，即3,4苯并芘及烷化烃、烟油，鱼和海味的焦糊物等，其对细胞的致突变性在30秒内可完全丧失。

> **好处二：** 细嚼可使食物磨碎，从而减轻胃的负担。
>
> **好处三：** 缓咽能够避免吞、呛、噎、呃等现象的发生。
>
> **好处四：** 细嚼慢咽可以稳定情绪，避免急食暴食现象。

2）**胃：** 吞咽后的食团通过食道进入胃，开始胃内的消化。胃内的消化包括胃液的化学性消化和胃壁肌肉运动的机械性消化。

化学性消化：胃黏膜是一个复杂的分泌器官，它能够分泌出盐酸、胃蛋白酶原和黏液等。纯净的胃液是一种无色而呈酸性反应的液体。胃液中的盐酸（即胃酸）具有重要的生理作用。首先，胃酸与消化作用密切相关：胃酸能激活胃蛋白酶原，使后者转变为有活性的胃蛋白酶，并为胃蛋白酶的作用提供必要的酸性环境，可把一些磨碎的蛋白质消化；盐酸进入小肠后，可引起促胰液素的释放，从而促进胰液、胆汁和小肠液的分泌，进一步促进消化和吸收；盐酸所造成的酸性环境，还有助于小肠对铁和钙的吸收。其次，胃酸可杀死随饮食物一起进入胃内的细菌、病毒，对于维持胃和小肠内的无菌状态具有重要意义。

机械性消化：胃壁肌肉的机械运动不仅磨碎食物、使饮食物与胃液充分混合，形成食糜，同时可逐步地将食糜排至十二指肠。

食物由胃排入十二指肠的过程称为胃的排空。一般在食物入胃后5分钟即有部分食糜被排入十二指肠。不同食物的排空速度不同，对于混合饮食物，由胃完全排空通常需要4~6小时。

胃酸过多、酸度过高与胃炎或溃疡病发病有关

因为胃壁是由蛋白质所构成，只是胃黏膜本身具有保护屏障，可防止被消化。如果该保护屏障被破坏，就会引起胃炎或溃疡病。一般认为，过高的胃酸对胃和十二指肠黏膜有侵蚀作用，因而是溃疡病发病的重要原因之一。因此，胃酸分泌并非多多益善，胃酸分泌过多、胃液酸度过高，也会对人体产生不利的影响。

3）**小肠**：小肠包括十二指肠、空肠和回肠三部分。十二指肠是小肠的起始段，长度为20～25cm，这个长度大约是本人12根手指并拢的宽度，故名十二指肠，有胆总管和胰管的开口，胆汁和胰液由此注入肠中。十二指肠以下是空肠和回肠，因为空肠的消化和吸收力强、蠕动快、肠内常是排空状态，所以叫空肠；回肠则因其回运环转而命名。

食糜由胃进入十二指肠，即开始小肠内的消化与吸收，这是整个消化吸收过程中最重要的阶段：食糜在小肠受到胰液、胆汁和小肠液的化学性消化以及小肠运动的机械性消化，成为可以吸收的物质。大部分营养成分和水在小肠被吸收。空、回肠的黏膜具有很多皱褶和绒毛，可大大增加吸收面积。

食物在小肠内停留的时间，随食物的性质而有不同，一般为3～8小时。食物通过小肠后，消化、吸收过程基本完成，剩余的食物残渣被送入大肠。

2．大便在大肠中的形成和排泄

人类的大肠内没有重要的消化活动。大肠的主要功能在于吸收水分，还为消化后的残余物质提供暂时的贮存场所。大肠的运动与排便过程关系密切，大肠的运动少而慢，对刺激的反应也较为迟缓，这些特点对于大肠作为大便的暂时贮存场所是适合的。

大肠还能分泌大肠液，大肠液的主要作用在于其中的黏液蛋白，它能保护大肠黏膜和润滑大便。大肠液的分泌主要由食物残渣对肠壁的机械性刺激引起，所以进食太少或食物过于精细而缺乏残渣，是引发便秘的众多因素之一。

大便的形成：食物残渣在大肠内停留的时间较长，一般在10小时以上。在此过程中，食物残渣中的一部分水分被大肠黏膜吸收，同时经过大肠内细菌的发酵和腐败作用，形成大便。

大便的成分：大便中除食物残渣外，还包括脱落的肠上皮细胞、分泌物和大量的细菌及其残骸，约占大便的1/3。此外，机体代谢后的废物包括由肝脏排出的胆色素衍生物，以及由血液通过肠壁排至肠腔中的钙、镁、汞等的盐类也存在于大便中，同时随大便排至体外。

大便的排泄：大便形成后到达直肠，达到一定量时，刺激机体神经感受器而产生便意，大便即从肛门排泄而出。

为了让大家更好地认识大便在大肠中形成和排泄的生理过程，从以下几个方面做一介绍：

（1）大肠的生理结构

大肠，一般由盲肠、结肠和直肠三部分组成。

1）盲肠： 是大肠的起始部分。盲肠长6~8cm，因有一膨大的盲端而称为盲肠，向上连升结肠，向左通小肠的回肠，后内壁有阑尾的开口。

阑尾是细长弯曲的盲管，一般长7~9cm，管腔狭小，仅有0.5cm左右，形如蚯蚓（又称蚓突），上端与盲肠连通，下端游离并闭锁。

关于阑尾的认识误区

☒ 盲肠炎就是阑尾炎。

☑ 盲肠的位置与阑尾紧紧相邻，盲肠炎和阑尾炎在症状上有些相似，所以阑尾炎和盲肠炎容易混淆。但无论从生理还是病理来说，两者都是不同的两个疾病。但是阑尾在盲肠的出口发炎，炎症蔓延到盲肠又会形成盲肠炎。

☒ 阑尾是人类进化过程中退化的器官，没有重要的生理功能，切除阑尾对机体无不良影响。

☑ 现代西医学近年来对阑尾的功能有许多新的认识：一是阑尾具有丰富的淋巴组织，参与机体的免疫功能，应属于免疫器官；二是阑尾还具有分泌细胞，能分泌各种消化酶，以及促使肠管蠕动的激素和与生长发育有关的激素等。因此，临床上应严格掌握阑尾切除术的适应证。

☒ 吃完饭后马上运动会把食物掉到盲肠里，容易引起阑尾炎。

☑ 急性阑尾炎的常见病因是阑尾管腔阻塞，而阻塞的最常见原因是淋巴滤泡的明显增生，粪石、异物、食物残渣、蛔虫则是较少见的病因。吃完饭后，食物进入胃内，需要做进一步地消化和吸收，由胃完全排空需4~6个小时，然后食物排入十二指肠和空肠、回肠，经过3~5个小时，食物残渣才到达阑尾腔附近。所以上述说法是错误的。

饭后运动

饭后运动的禁忌：饭后运动不会得阑尾炎，但饭后还是不能进行打篮球、跳高、跑步等剧烈运动，否则对身体健康是不利的。饭后消化器官需要大量的血液供应，若在这时剧烈运动，势必使骨骼肌"抢走"许多血液，造成消化道器官的血液供应相对减少，消化液分泌也会显著减少，由此常会引起消化不良。

饭后正确的运动：原则上，锻炼有素的人，在饭后半小时可以开始做些轻微的运动；不常运动的人，休息时间应当更长一些。如果身体有病，特别是胃肠病患者，应在医生的指导下进行运动锻炼。各种正式的锻炼和剧烈的比赛，最好是在饭后1.5小时后开始进行。

2）结肠： 为介于盲肠和直肠之间部分的大肠，因其外观有结突而命名。结肠又分为升结肠、横结肠、降结肠和乙状结肠四部分。升结肠跟盲肠相连，为从右下到右上的部分；横行延伸的是横结肠；从左上到左下的是降结肠；最后一部分呈"乙"字形弯曲，所以称为乙状结肠，乙状结肠下接直肠。

3）直肠： 是末段部分的大肠，因其直行而命名，长15～16cm，下端以肛门终结。直肠在小骨盆内，与它相毗邻的盆腔器官因男女而不同：男性直肠的前面有膀胱、前列腺和精囊腺；女性则为子宫和阴道。因此，医生指诊时，经肛门可触查前列腺和精囊腺或子宫和阴道等。

肛门周围有内、外括约肌环绕，括约肌为既能收缩又能松弛的肌肉，可协助排便。

（2）蠕动与分节运动： 由小肠传送到大肠的食物残渣基本上处于流体状态，进入大肠后，水分被渐渐吸收，性状也在不断改变。从升结肠到横结肠，食物残渣由半流体到粥状；从降结肠到乙状结肠，就有了一定的形状；到乙状结肠就形成了大便。

食物残渣之所以能在大肠内被逐渐传送下去，是由于大肠具有蠕动与分节两种运动形式。

蠕动运动：由一些稳定向前的收缩波组成，如同蚯蚓的运动一样。由于蠕动，大肠中的食物残渣被渐渐向前推移，在肠腔内传送。还有一种形式为"逆蠕动"。由于逆蠕动，食物在肠内发生反流，这样有利于其中的水分被充分吸收。

分节运动：这是肠腔的一部分以环行肌为主的节律收缩。

肠管蠕动和分节运动协调地有机结合，使食物残渣不断被送到乙状结肠和直肠。肠道的运动是受自主神经支配的。自主神经分为交感神经和副交感神经两类。交感神经使肠部的血管收缩，抑制肠的运动；副交感神经使肠部的血管扩张，激发肠的运动，即副交感神经有促进排便的功能。

大肠运动速度与便秘

肠内的食物残渣在大肠中以适当的运动速度被输送下去，这个"速度"也与便秘有一定的关系。由于身体运动不足或精神因素等原因，可使大肠蠕动减慢。含水的食物残渣在肠内移动的速度相应减慢则滞留时间延长，水分则被过多吸收，大便就会变得坚硬而形成便秘。

（3）**促进排便的机制**：排便的过程大致分为两个步骤。

1）**大便向直肠推进**：通常，人的直肠是空的，没有大便。在正常情况下，肠道总的蠕动每天发生3~4次，使大便迅速进入直肠，扩张并刺激直肠黏膜，引起排便反射，发生便意。

2）**大便在直肠排空**：排便动作受到大脑皮层和腰骶部脊髓内低级中枢的调节。通过直肠收缩、肛门括约肌松弛、腹肌及膈肌收缩通力合作，将大便排出肛门。

排便以前，首先要产生便意，便意主要在直肠产生。但排便不仅和直肠有关，而是由下面所述的各种组织器官的相关功能相互协调、配合完成。

胃-直肠反射：指食物进入胃中后，胃发生扩张，信号被传入大肠，大肠发生反射性收缩，进而促进大便从乙状结肠被送入直肠。因为肠的总蠕动常由胃-直肠反射引起，所以排便常发生于进食之后。

在空腹进食时，也就是说在早餐后，"胃-直肠反射"引起的肠蠕动会更强烈，所以吃早餐有助引起便意。此外，早晨起床时和运动时，相关动作的刺激也可促进大便从结肠被送入直肠，产生便意。经常性的不吃早餐，未能启动胃-直肠反射，致使肠蠕动不充分，很难引起便意，特别容易导致便秘。

直肠-结肠反射：指排便信号从直肠送入结肠，结肠则把大便进一步送入直肠。

直肠-肛门反射：指产生便意后，紧接着就会发生直肠收缩，肛门括约肌松弛，而发生排便。此时腹肌收缩，腹压升高，可以顺利地排便。

以上胃-直肠反射、直肠-结肠反射、直肠-肛门反射叠加在一起，协调进行，大便即被顺利地排出体外。

正常人的直肠对大便的压力刺激具有一定的阈值（即刺激量），当大便的积滞量达到此阈值时就可引起便意。饭吃得太少，进食量不足，粪便积累不足，未达到阈值，难以引起便意，也会导致便秘。

排便动作受大脑皮层的影响是显而易见的，也就是说意识可以加强或抑制排便。如果经常克制便意，譬如没有如厕的时间，或是由于痔疮的疼痛而忍着不去排便，就会使直肠渐渐对粪便压力刺激失去正常的敏感性，加之粪便在大肠内停留过久，水分吸收过多而变得干硬，引起排便困难，这也是产生便秘的最常见的原因之一。

（4）**大肠内细菌的活动**：大肠中定居着数百亿个细菌，同时细菌还要不断地分裂、繁殖、死亡。大肠内的细菌主要来自食物和空气，经口腔入胃，最后到达大肠。大肠内的酸碱度和温度对一般细菌的繁殖极为适宜，细菌在这里可以大量地繁殖。

1）**大肠细菌的"功"**：大肠细菌的"功"有分解食物与合成维生素两方面。

分解食物：大肠内的细菌有助于分解食物中的糖、脂肪、纤维素和蛋白质，产生氨基酸和脂肪酸。糖与脂肪的分解产物有乳酸、醋酸、二氧化碳、沼气、脂肪酸、甘油、胆碱等。蛋白质的分解产物有胨、陈、氨基酸、氨、硫化氢、组胺、吲哚等，其中一些成分由肠壁吸收后还会送到肝脏解毒。

合成维生素：大肠内的细菌能利用肠内较为简单的物质合成维生素B复合物和维生素K，这些维生素由肠内吸收后，对人体有重要的作用。其中，备受注目的是大肠杆菌，它是肠内具有代表性的细菌，具有合成维生素、预防癌症、激发肠功能的重要作用。

2）**大肠细菌的"过"**：据估计，大便中死的和活的细菌占大便固体重量的20%～30%。大肠细菌的"过"主要为产生毒素。大肠中细菌和腐败食物产生的毒素如果不能及时排出，被机体吸收后可使人慢性中毒，内脏功能也会因毒素的作用而发生障碍。

大肠细菌与"自身中毒"

有人提出"大肠是百病之源"的理论，即人体的许多疾病尤其是肠癌等恶性疾病，甚至人的衰老进程都与大肠中产生毒素、"自身中毒"有关。

人如果两天以上没有大便，就可积存6.5kg左右的宿便，而粪便在大肠中储存12个小时以上，会产生22种有害物质和致癌物质，这些物质被肠道不断吸收后就有可能致癌。长期、反复便秘，使肠内细菌和腐败食物不能及时排出，毒素为细菌的增殖和侵袭铺好道路，会大大增加自身中毒的机会，加速衰老的进程。

医学家们曾对13个国家人口的排泄物抽样研究后发现，排泄物越多，将来患上恶性疾病，尤其是肠癌的概率就越低。

（5）**膳食纤维与大肠功能**：膳食纤维，即食物中纤维素，其对大肠功能和大肠疾病发生的影响，近年来引起了医学界的极大的重视。

大量事实证明，适当增加膳食纤维的摄取有增进健康，预防便秘、痔疮、结肠癌等疾病的作用。

食物中纤维素对胃肠功能的影响主要有以下三方面：一是大部分多糖纤维能与水结合而形成凝胶，从而限制水的吸收，并使肠内容物容积膨胀加大，有助于排便。二是纤维素多能刺激肠运动，缩短大便在肠内停留时间和增加大便容积，既有助于减少宿便，也可促进排便。三是纤维素可降低食物中热量的比率，减少含能物质的摄取，从而有助于纠正不正常的肥胖。

有人将膳食纤维誉为蛋白质、脂肪、碳水化合物、维生素、矿物质和水六大营养素之外的"第七大营养素"。多吃富含纤维素的谷物杂粮、蔬菜和水果，也是预防便秘的重要手段之一。

（二）中医学中的脏腑及大便

中医学认为，大便的形成与排泄，不仅与大肠功能有关，而且与脾、胃、肺、肝、肾等脏腑功能密切相关。便秘属于大肠病，但便秘的发病除与大肠有关外，还与其他脏腑有关系。

1．大肠是具传导功能的脏器

中医学经典著作《黄帝内经》的《素问·灵兰秘典论》早在两千多年前就提出"大肠者，传导之官，变化出焉"，意思是说大肠是传导食物残渣，并吸收食物残渣中的水液，从而变化成糟粕、排泄出大便的脏器。

2．其他脏腑与大肠传导功能

大肠传导变化糟粕，形成与排泄大便，不仅与大肠本身的功能有关，还与胃、小肠、脾、肺、肾等脏腑功能的帮助有直接关系。

（1）**胃气通降与大肠传导功能**：饮食物经口腔入胃，由胃下传小肠，不断地被消化吸收，最后将糟粕、大便通过大肠末端排出体外，这种食物和食物残渣不断下传、最终变成大便而排泄的过程，在中医学首先被认为是"胃气"即胃这一脏器功能的"通降"或称"降浊"的作用。胃气的通降功能，实际上涵括了大肠对糟粕、大便的排泄作用。

（2）**小肠受盛功能与大肠传导**：大肠是小肠的延续，《素问·灵兰秘典论》指出"小肠者，受盛之官，化物出焉"，也就是说小肠具有接受盛贮、转化饮食物，并区分出营养物质和食物残渣的功能，而食物残渣要交由大肠而变成大便、排出体外。

（3）**脾气升清与大肠传导变化**：中医学所说的脾有对饮食物加以消化并且吸收精微营养的作用。脾对精微营养的吸收称为"升清"作用。脾气的升清功能有助于大肠对食物残渣中水液的吸收。

（4）**肺气肃降与大肠排泄糟粕**：中医学的整体观念认为，肺与大肠通过手太阴肺经、手阳明大肠经两条经络联系，互为表里，关系非常密切。

肺有"宣发"和"肃降"两种作用，其中肺气"肃降"即向下向内运行、内收敛降，有助于大肠排泄大便。而大便不通、便秘，即大肠传导、排泄糟粕功能失常，也会引起肺气"肃降"功能失常、"肺气上逆"而发生咳嗽。这就像电影《红高粱》中主题歌唱的那样："喝了咱的酒，上下通气不咳嗽"，是说喝了酒之后肺气宣发、肃降功能协调，上下通气，既不会发生咳嗽，也不会发生便秘。所以中医认为，大便畅通无阻、排泄正常，就不会发生"肺气上逆"的咳嗽病证。

（5）肾气固摄与大肠排泄糟粕：肾脏开窍于前、后二阴，前阴指尿道，后阴即是肛门，肾有"固摄"的作用，即主管大小便排泄。老年人常因肾气虚衰，而"固摄"作用不足，所以容易发生便秘或腹泻等大便排泄失常的病证。

总之，大肠的传导变化功能，除与小肠的受盛、下传有关外，还与胃气的通降、肺气的肃降、脾气的升清、肾气的固摄等作用有关。此外，肝气协调脾胃的运动、促进脾胃的运化以及分泌排泄胆汁，有助于饮食物的消化；心主神志，神志可支配行动，与大便的正常排泄相关。便秘的产生，除与大、小肠功能失调有关外，还与胃、脾、肺、肾、肝、心等脏腑功能有关。

3. "魄门亦为五脏使"解析

中医学有"魄门亦为五脏使"的理论，该理论出自《黄帝内经》的《素问·五脏别论》。

魄门即是肛门，指大肠的末端；"魄"通"粕"，肛门是排泄糟粕的门户，所以称肛门为"魄（粕）门"。使，作"使役""支配""作用"理解。

"魄门亦为五脏使"是说，代表大肠的魄门、肛门，它的功能受到代表全身各个系统功能的"五脏"来支配；反过来说，大肠、肛门排泄大便功能正常，即大便通畅，就表明全身各个脏腑的功能正常。

"魄门亦为五脏使"说明，"魄门"大肠与"五脏"相互使用、关系密切，这个理论有重要的临床指导意义：①大便秘结不仅是大肠功能本身的病变，也与其他脏腑病变有关：如情志不调，忧思恼怒，肝气郁结，可影响大肠、肛门排泄大便，出现排便困难。②治疗便秘，不仅要调治大肠本身，更要考虑改善其他脏腑的功能：如年高体弱、肾阳虚衰者的便秘，要采用补肾助阳的方法，可用苁蓉通便口服液等调治。③治疗便秘或采用通便的治法，也可以治疗或辅助治疗其他疾病：如小儿肺炎后期咳嗽，多伴有便秘，此时如果治疗便秘或采用通便的治法，大便一通，咳嗽常能很快缓解。

二、引起便秘的因素

（一）西医便秘病因分类

西医学认为引起便秘的原因很多，特别是影响排便过程而发生便秘的因素更多，其中重要的有：进食过少、食物过于精细缺乏残渣、胃幽门或肠道梗阻、结肠张力过低、乙状结肠过度的和不规则的痉挛性收缩，以及腹肌、膈肌、提肛肌及其肠壁平滑肌收缩力减弱等。

临床上按病因分类，常将便秘分为器质性便秘与功能性便秘两类。器质性便秘常可由肠道病变如炎症、肿瘤等，或某些全身性疾病如甲状腺功能改变、糖尿病、肺气肿、截瘫等引起。功能性便秘多与性别、年龄、气候、地域、精神心理、文化程度等因素相关，常可由不良的生活习惯、饮食习惯、排便习惯或神经、精神性疾病，年老、肥胖、妊娠、药物影响等引起。

1．器质性便秘的原因

（1）**直肠和肛门病变**：直肠与肛门病变引起肛门括约肌痉挛，因排便会发生疼痛而克制便意，如痔疮、肛裂、肛周脓肿和溃疡以及直肠炎等就常伴有便秘表现。

（2）**结肠病变**：结肠良性、恶性肿瘤，各种原因的肠梗阻、肠粘连，结肠憩室炎，特异性炎症如肠结核、肠阿米巴病等，非特异性炎症如克罗恩病、溃疡性结肠炎等，以及先天性巨结肠症等，由于都会影响大便的推进等机制而有可能引起便秘。

（3）**肌力减退**：年老体衰、多产妇女、全身衰竭、严重营养不良，还有慢性肺气肿、肠麻痹等，因为肌力减退而使排便困难。

（4）内分泌与代谢疾病：例如，甲状腺功能亢进症（甲亢）可引起肠道肌肉松弛、张力减低，甲状腺功能低下症（甲低或甲减）以及垂体前叶功能减退症（席汉病）可引起肠道动力减弱，均有可能发生便秘。又如，糖尿病患者因高血糖使体内缺水，大肠水分也会减少，由此引起大便干结，出现便秘；若并发支配大肠的神经病变，可使大肠排空减慢而致便秘。

（5）**药物和化学品**

胃病药：如氢氧化铝、丽珠得乐、硫糖铝、碳酸钙等，以中和胃酸或保护胃黏膜为主，多有收敛作用，可能会引起大便干结而导致便秘。

止泻药：如洛派丁胺、十六角蒙脱石（思密达）等，用药过量或者用药时间过长，可能引起大便燥结，出现便秘。

抗高血压药：钙通道拮抗药如硝苯吡啶、维拉帕米等影响肠道平滑肌钙离子转运，中枢阻断药如可乐定等抑制胃肠分泌及运动等，可能引起便秘。

中枢神经系统药：如抗抑郁药多塞平、抗精神病药盐酸丙嗪、抗震颤麻痹药盐酸金刚烷胺、甲磺酸苯扎托品以及抗惊厥药苯巴比妥等，均有可能影响神经反射，抑制肠蠕动而导致便秘。

其他药物：如抗胆碱药阿托品、溴丙胺太林、颠茄合剂，利尿药呋塞米，抗过敏药苯海拉明，麻醉药吗啡，以及麻黄素、布洛芬、补钙药、补铁剂等长期服用或者过量服用，都可能引起不同程度的便秘。

此外，铅、砷、汞、磷等化学品中毒，可引起肠痉挛，导致便秘。

（6）**神经系统疾病**：神经系统疾病，如截瘫、多发性神经根炎等，如果病变影响到支配肠的神经即可发生便秘。

2. 功能性便秘的原因

（1）**单纯原因的功能性便秘**：①不良的饮食习惯使食物中含机械和化学的刺激不足或因摄食量过少而刺激不足，尤其是缺少遗留大量残渣的食物，结肠所受刺激不足，反射性蠕动减弱造成便秘。②由于工作、生活环境及各种条件所限，以及出门旅行、紧张、焦虑等原因，排便习惯受到干扰，或有便意时强行抑制，或排便时间有意延长，久之可使直肠黏膜压力感受器敏感性下降，当直肠内充满粪便时仍不能有效地产生排便反射，因此引起便秘。这是习惯性便秘产生的主要原因。③经常服用强力泻药，导致肠道的敏感性减弱，造成对泻药的依赖性引起便秘。

（2）**疾病原因的功能性便秘**：最常见的是肠道易激综合征，本病是一种十分常见的肠道功能失调性疾病，发病年龄多在20～50岁，女性多于男性，以学生、教师、干部、公司职员等脑力劳动者发病率较高，精神心理因素在本病的发生发展中起着重要作用，主要表现为腹痛，或以腹泻为主，或以便秘为主，或腹泻便秘交替发作。便秘是该病的最主要的临床表现之一，主要由于结肠痉挛伴高位结肠的收缩运动减弱引起，而肠道痉挛即出现腹痛，肠道运动过快又会出现腹泻。

（二）中医便秘病因病机

1．便秘与脏腑的关系

中医学认为便秘的病位在大肠，基本的病机是大肠传导失常，但常与所有脏腑功能失和有关，尤其与脾、胃、肺、肝、肾等功能失调关系最为密切。

（1）**便秘与脾的关系**：脾主运化，脾气升清，若脾虚运化功能失调、脾气升清无力，糟粕内停，则大肠失于传导作用，可发生便秘。

（2）**便秘与胃的关系**：胃与肠相连，主通降，若胃热较盛，下传大肠，燔灼津液，大肠热盛，燥屎内结，或胃病胃气上逆，大肠传导失职，均可发生便秘。

（3）**便秘与肺的关系**：肺与大肠相表里，主宣发与肃降，若肺热、肺燥，下移大肠，肠燥津枯，或肺病咳喘，气机逆乱，大肠传导失职，都可发生便秘。

（4）**便秘与肝的关系**：肝主疏泄气机，即肝脏与脏腑之气的运行有关，若情志不调，肝郁气滞，大肠之气不通，气滞不行，可发生便秘。

（5）**便秘与肾的关系**：肾司二便，若肾阴不足，肠失濡养，便干不行，若肾阳不足，大肠失于温煦，传导转输无力，均可发生便秘。

2．便秘的病因大类

中医学认为，引起便秘的主要原因有感受寒热外邪、饮食失于调节、精神情志失调、先天禀赋不足等。

（1）**感受寒热外邪**：寒冷性质属阴、有收引凝结的致病特点，因此寒冷外邪凝结肠胃，可致阴寒积滞型便秘即"冷秘"之证；火热性质属阳、有升散伤阴的致病特点，所以火热外邪耗伤阴津，可为肠胃积热型便秘即"热秘"之变。

（2）**饮食失于调节**：饮食失节，可有过食肥甘厚味、辛辣刺激而致热结，可有恣食生冷瓜果、冰水冷饮而致寒凝，引起大肠传导失司，发生大便秘结。

（3）**精神情志失调**：忧思过度，或郁怒不断，气机郁滞，通降失常，糟粕内停，致使大便不通，引起气机郁滞型便秘即"气秘"之证。

（4）**先天禀赋不足**：儿童先天不足，禀赋较差，或素体虚弱；或年老体虚之人，或产后、病后之人，由于气血不足、津枯而肠道失调、大便困难，或阳气虚衰、传导无力而致大便秘结。

临床上，便秘病因复杂多变，常相兼为病，如肠燥阴津亏乏之人易被热邪所侵扰；气虚阳衰之人常不耐寒凉饮食之伤；精神情志失调而气机郁滞者往往易化燥而损伤阴津等。

3．各型便秘的病因病机

（1）**肠胃积热型便秘**：素体阳盛；或热病之后，残余热邪留恋不除，或肺热、肺燥，下移大肠；或过食肥甘厚味，或嗜酒无度、辛辣刺激太过，或过服温热补药，均可致肠胃积热，耗伤津液，肠道干涩，粪质干燥，难于排出，引起肠胃积热型便秘即"热秘"。如明代医学家张景岳在《景岳全书·秘结》中指出："阳结（即热秘）证，必因邪火有余，以致津液干燥。"

（2）**阴寒积滞型便秘**：恣食生冷瓜果，或冰饮不断、喜食糕团年糕，阴寒凝滞胃肠；或外感寒邪，病邪积聚肠胃；或过服寒凉药物，阴寒内结，均可导致阴寒内盛，凝滞胃肠，失于传导，糟粕不行而形成阴寒积滞型便秘即"冷秘"。如清代医学家尤怡在《金匮翼·便秘》中指出："冷秘者，寒冷之气，横于肠胃，凝阴固结，阳气不行，津液不通。"

（3）**气机郁滞型便秘**：忧愁思虑，脾伤气结；或抑郁恼怒，肝郁气滞；或久坐少动，气机不利，均可导致腑气郁滞，通降失常，传导失职，糟粕内停，不得下行，或欲便不出，或出而不畅，或大便干结而成气秘。如《金匮翼·便秘》说："气秘者，气内滞，而物（大便）不行也。"

（4）**气虚秘与阳虚秘**：饮食失节，劳倦过度，脾胃受损；或素体虚弱，阳气不足；或年老体弱，气虚阳衰；或久病产后，正气未复；或过食生冷，损伤阳气；或过用苦寒药物，伤阳耗气，均可导致气虚阳衰，气虚者大肠传导无力，阳虚者肠道失于温煦，阴寒内结，导致便下无力，大便艰涩，可引起气虚秘或阳虚秘。如《景岳全书·秘结》言："凡下焦阳虚，则阳气不行，阳气不行，则不能传送，而阴凝于下，此阳虚而阴结（即阳虚秘）也。"

（5）**血虚秘与阴虚秘**：素体阴虚，津亏血少；或病后产后，阴血虚少；或失血多汗，伤津亡血；或年高体弱，阴血亏虚；或过食辛香燥热，损耗阴血，均可导致阴亏血少，血虚则大肠失于荣养，阴亏则大肠干涩，导致大便干结，便下困难，发生血虚秘与阴虚秘。如明代医学家李中梓在《医宗必读·大便不通》中指出："更有老年津液干枯，妇人产后亡血，乃发汗利小便，病后血气未复，皆能秘结。"

便秘病因复杂多变，常相兼为病，因此各型便秘的病机也有相兼或演变，如肠胃积热与气机郁滞并存，阴寒积滞与阳气虚衰同在；气机郁滞，日久化热，可致肠胃积热，而肠胃积热日久，耗伤阴津，可致阴津亏虚等。

（三）便秘相关因素探析

中医学、西医学对便秘原因的认识方法、表达方式不同，但从养生保健及预防疾病的角度来看，两者都认为便秘与以下因素有密切关系。

1. 饮食结构与便秘

大量临床研究结果显示，饮食习惯不好尤其是饮食结构不合理，如摄取过多高脂肪、高糖、高盐、高热量、高胆固醇的食物，过少食用植物食品、生鲜食品，不爱喝水等，是便秘发生的首要原因。

好的饮食习惯，能够强体防病，益寿延年，对人体有益；不好的饮食习惯，又有可能引发疾病，减损寿命，对人体有害。如近30年来，伴随着我国经济腾飞、个人收入增长，中国人迅速肥胖，功能性便秘、血脂异常、糖尿病、高血压、冠心病等病症高发，流行病学研究结果显示，此类疾病的高发与不良生活方式尤其是不好的饮食习惯密切相关。

中国医学科学院武阳丰教授提出，慢性非传染性疾病是"吃"出来的疾病。因此，培养良好的饮食习惯，注重养生保健，对预防高血脂、糖尿病、高血压、冠心病及其功能性便秘等疾病或减缓上述疾病的发展有积极的意义。

（1）合理搭配，谨和气味

1）合理搭配：食物的种类多种多样，所含营养成分也各不相同，因此只有做到食物合理搭配，才能使人体得到各种不同的营养，以满足人的生命活动的需求。食物的多样化与合理、全面的搭配，是保证人体生长发育和健康长寿的必要条件。

从现代营养学的观点来说，粮食含有淀粉、糖及一定量的蛋白质，肉类含有蛋白质和脂肪，蔬菜、果品含有维生素、矿物质和膳食纤维，这些食物提供了人体不可缺少的营养物质，其搭配是十分重要的。如美国人H．E．希尔在其所著的《9个神奇的长寿秘密》中指出："饮食是长寿的基础。健康的食品包括淀粉与糖类、蛋白质、脂肪（这里所指的脂肪不是白色脂肪）与油类以及水果与蔬菜。"

中医经典著作《黄帝内经》《素问·脏气法时论》提出"五谷为养，五果为助，五畜为益，五菜为充，气味和而服之，以补益精气"，明确指出谷物粮食、蔬菜、动物肉类、果品等为食物的主要组成部分，其中又以粮食为主食，肉类为副食，蔬菜、果品为补充。同时，要寒、热、温、凉四气与酸、苦、甘、辛、咸五味合和之后再来食用，才能补益人体的精气，达到维护生命健康、延年益寿的养生目的。

合理搭配饮食，才能供给人体需求的大部分营养，有益于人体健康。如果不注意食物的合理搭配，就会影响人体对所需营养物质的摄取，对健康无益，甚至引发疾病。不宜多食肥甘厚味，即动物类食物和甘甜的食物不宜多吃，如《黄帝内经》《素问·生气通天论》指出："高粱（即膏粱）之变，足生大丁（指外科疮疡肿毒）"，《素问·奇病论》《素问·通评虚实论》记载："此人必数食甘美而多肥也，肥者令人内热，甘者令人中满，故其气上溢，转为消渴（类似于糖尿病）。""消瘅（类似于糖尿病）仆击（类似于脑卒中），偏枯（即半身不遂）……，肥贵人则高粱之疾病也。"

2）谨和四气：中医学将食物的性质归纳为寒、热、温、凉四种，一般分寒凉、温热两大类。

寒性、凉性食物均属阴，寒为凉之甚，凉为寒之渐，两者性质相近，只有程度轻浅的区别。寒凉食物具有生津解渴、清热泻火、解毒消炎等作用，适用于夏季气候炎热所致中暑发热、汗多口渴，或阳热偏盛体质出现身热烦躁、大便干结，以及急性热病、热毒疮疡、炎症等病证。例如，西瓜性寒，能清热祛暑、除烦解渴，用于中暑病的防治；绿豆性凉，能清热解毒，可治疮疡肿毒；其他如生梨、甘蔗、芦根、荸荠、生藕等亦属寒凉，都有清热、生津等作用。若是肢凉怕冷、神疲乏力、胃凉便稀等阳虚内寒体质的人，应该忌食寒凉食物。

温性、热性食物均属阳，热为温之甚，温为热之渐，两者性质相近，只有程度轻浅的差别。温热食物具有振奋阳气、驱散寒邪、通脉止痛等作用，适用于秋冬季节气候寒凉所致关节痹痛、脘腹冷痛，或虚寒怕冷体质出现肢凉怕冷、溲多便稀，以及妇女痛经闭经、男性寒疝腹痛等病证。譬如，生姜、葱白两者性温热，煎汤服之，能发散风寒，可治疗风寒感冒；生姜、红糖两者性温热，开水泡茶，可温散寒邪，既可治淋雨受凉，又可治胃寒冷痛呕吐。身体消瘦、大便秘结、容易上火等阴虚内热体质之人，应该忌食忌食温热食物。

3）谨和五味：中医学将食物的味道归纳为酸、苦、甘、辛、咸五种，统称"五味"。此外还有淡味、涩味，习惯上把淡味附于甘味，把涩味附于咸味。

酸味食物入肝脏，具有收涩功能，并能增进食欲、健脾开胃、增强肝脏功能，适宜久泄、久咳、多汗、尿频、遗精与食欲不振、肝病等患者食用。过量食用会导致消化功能紊乱。如石榴皮能涩肠止泻；山楂能健脾开胃；五味子能增强肝脏功能。

苦味食物入心脏，具有清泄、燥湿功能，适宜热证、湿证患者食用。如苦瓜味苦性寒，有清热、明目、解毒、泻火的作用；茶叶苦甘而凉，有清利头目、除烦止渴、清胃消食的功效；莲子芯味苦性寒，有清心泻火、安神助眠的效用。

甘味食物味甜或甘淡，入脾脏，具有补益强壮、解痉解毒的作用。凡气虚、血虚、阴虚、阳虚以及五脏虚损者均可使用，也用于消除肌肉紧张和解毒。食用过多容易发胖。如红枣能补血、养心神，配合甘草、小麦为甘麦大枣汤，可治疗癫病或围绝经期综合征所致悲伤欲哭、情绪急躁等症；蜂蜜、饴糖均为滋补之品，前者尤擅润肺、润肠，后者侧重补脾胃之气、解筋脉痉挛，可分别选用。

辛味食物味辛辣、辛香，入肺脏，具有发散风寒、行气止痛与促进消化的作用，适用于感冒、痘疹、疼痛与胃肠功能紊乱等病证。如葱姜汤能散风祛寒，可治风寒感冒；芫荽可透发疹痘，用于疮疹、水痘等发热、疹痘出之不畅病证的调治；胡椒能祛寒止痛，可治寒性胃痛腹痛；葱、姜、八角、桂皮等调料皆为辛味食物，与其他食物烹调后一起食用，可促进消化吸收。

咸味食物入肾脏，具有软坚散结、润下功能，适于结聚、肿块、便秘等病证。如海蜇味咸，可清热、化痰、消积、润肠，对痰热咳嗽、痰核、包块、小儿积滞、大便燥结者最宜；海带味咸，软坚化痰，能消瘿瘤；猪肉味咸，滋阴润燥，适宜热病津伤、燥咳、便秘之人食用。

（2）《**中国居民膳食指南（2016）**》：饮食习惯是饮食文化中的重要元素。世界各国人们的饮食习惯由于受到各自地域、物产、文化、历史的种种影响而十分多元。因此，为了引导居民合理消费食物，保护健康，同时为了指导政府发展食物生产及规划、满足居民合理的食物消费，世界各国都在编制与应用以食物为基础的"膳食指南"。

"膳食指南"是以良好的科学证据为基础，为促进人类健康，所提供的食物选择和身体活动的指导，是从科学研究到生活实践的科学共识，一般都是国家卫生行政部门委托营养学会或营养专家，根据营养学原则，结合国情，教育居民采用平衡膳食，以达到合理营养、促进健康目的的指导性意见和公共政策基础。

《中国居民膳食指南（2016）》由中国营养学会组织编写，其中强调了平衡膳食对健康的重要性，同时明确提出"吃动平衡，健康体重""杜绝浪费，兴新食尚"。

以下根据《中国居民膳食指南（2016）》中的"中国居民平衡膳食宝塔"介绍饮食结构与便秘的关系。

中国居民平衡膳食宝塔（2016）

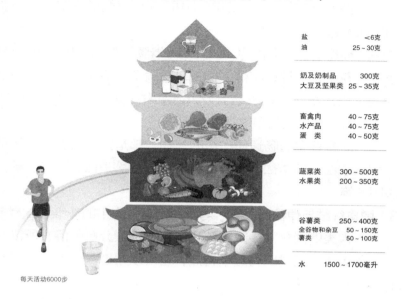

盐	<6克
油	25～30克
奶及奶制品	300克
大豆及坚果类	25～35克
畜禽肉	40～75克
水产品	40～75克
蛋类	40～50克
蔬菜类	300～500克
水果类	200～350克
谷薯类	250～400克
全谷物和杂豆	50～150克
薯类	50～100克
水	1500～1700毫升

每天活动6000步

中国营养学会

1）**水与便秘的关系**："中国居民平衡膳食宝塔"强调了足量饮水的重要性。

水作为生命的基本元素之一，通常占体重的65%～75%，同时还要参与机体所有的基础代谢。水能够促进新陈代谢，缩短大便在肠道停留的时间，减少毒素的吸收，溶解水溶性的毒素。

通常我们应保证每天充足的饮水，即饮水不少于1500～1700ml（7～8杯）。《中国居民膳食指南（2016）》提倡增加运动量，强调吃动平衡，自然也增加了人们饮水量的需求。同时提倡饮用白开水和淡茶水，不喝或少喝含糖饮料。饮水要少量多次，随时补充，既满足机体的需要，又不增加胃肠的负担。因此，饮水要主动积极，随时满足机体的需要，不要等到口渴时再去喝水，因为此时体内已处于缺水状态，而严重的缺水可能会导致便秘或加重便秘。水是天然的"润滑剂"，水分能刺激胃肠蠕动，并能使大便软化。

2）**油脂与便秘的关系**："中国居民平衡膳食宝塔"提出要少吃油脂。油脂实际也是胃肠道的"润滑剂"。油脂的摄入，可以是动物性的，如肥肉、奶油等；也可以是植物性的，如豆油、菜籽油、花生油、芝麻香油等，但都不宜吃得过多，所以《中国居民平衡膳食宝塔》中要求每天烹调用油不超过25～30g。

食物的种类是多种多样的，如果从"滑肠"防治便秘的角度来考虑，常吃芝麻、花生、核桃、胡桃、松子、香榧子、葵花籽等含油坚果，可促进大便排出。吃坚果每天适宜吃25g左右，如果不小心多吃了坚果，就要减少一日三餐用油量和饮食量。

中药中许多具有润肠通便作用的药物，都是富含油脂的植物种仁或种子，如麻子仁、郁李仁、瓜蒌仁、柏子仁、松子仁、杏仁、桃仁、苏子、决明子等。

3）膳食纤维与便秘的关系：膳食纤维是食物中的纤维素，属多糖类物质，由于人类的消化液中缺乏催化这种纤维素分解的酶，所以它不能被人体消化吸收。正是因为这个特点，它可以帮助身体通便、减肥、解毒防癌、降血脂、降血糖。

研究证明，缺少食物纤维的饮食会造成便秘。广西医科大学研究生学院韦爱玲等发放问卷调查广西地区45～59岁的中年人群饮食因素与便秘发生率的关系，结果显示中年人便秘的发病率为38.74%，与主食量及蔬菜、水果量有关，主食量大于400g者便秘发病率低于主食量小于250g者，并且主食量越少便秘发病率越高。

近年来，食品加工太过精细化，精制的食品越来越多，大米加工成精白米，标准面粉变成精白面粉，黑面包变为白面包，红糖变为白糖……，而这些精制食品的膳食纤维含量极低，使人们总膳食纤维摄入量趋于下降。高蛋白质、高脂肪、高热量的"三高"与缺乏膳食纤维"一低"的饮食结构，使便秘、肥胖症、糖尿病、心脏病、高脂血症的患者增多。

膳食纤维通便的功效具体在于膳食纤维能吸水膨胀，使肠内容物体积增大，还能促进肠道蠕动，缩短肠内容物通过肠道的时间，因此能起到防治便秘和痔疮的作用。

膳食纤维在保障人类健康、延长寿命方面起着非常重要的作用，所以联合国粮农组织颁布的膳食食品指导大纲指出，健康成年人每天常规饮食中应有30～50g干重的膳食纤维。按30g计，中国人摄入量远远达不到此标准。有人统计过，按当前城镇人口平均膳食纤维摄入量，主副食相加不足10g。通常，我们从每天排便的情况可以估计出自己是否需要补充膳食纤维：一般健康人每天应排便一次，如果大便干燥，量又少于100g，说明缺乏膳食纤维。

《中国居民膳食指南（2016）》提倡多吃谷薯类即谷类、薯类与杂豆，特别是全麦食品、糙米、玉米、薯类、豆类，以及水果蔬菜，就是因为这些食物都是膳食纤维的主要来源。

膳食纤维的其他功效

膳食纤维除有通便作用外，还有减肥、解毒防癌、降血脂、降血糖等功效。

减肥： 膳食纤维在胃肠道内限制了部分糖和脂质的吸收，可使体内脂肪消耗增多。在早晨摄入较多的膳食纤维，在晚上身体对付饥饿的能力也会加强。

解毒防癌： 膳食纤维能促进肠道蠕动，由此就缩短了许多毒素在肠道中的停留时间，减少肠道毒物的潴留及吸收，还减少了毒素对肠道的影响。同时，膳食纤维还可与致癌物质结合。因此膳食纤维可解毒、防癌。

降血脂： 膳食纤维进入人体后可以减少肠道对胆固醇的吸收，促进胆汁的排泄，降低血胆固醇水平。

降血糖： 膳食纤维可延缓食物中葡萄糖的吸收，增加饱腹感，使糖的摄入减少，防止餐后血糖急剧上升。还能在小肠黏膜表面形成一层"隔离层"，从而阻碍肠道对葡萄糖的吸收。另外，膳食纤维还可以减少对胰岛素的需求。

增强抗病能力： 膳食纤维能提高吞噬细胞的活动，增强人体的免疫功能。

4）**营养平衡与便秘的关系：** 国家卫生行政部门搭建"平衡膳食宝塔"的目的，就是让国人每天能合理、均衡的摄入各种饮食营养，荤素搭配，营养全面。

例如，维生素B可促进消化液分泌，维持和促进肠蠕动，有利于排便。缺乏维生素B则导致胃肠匮缺能量、蠕动无力、消化液分泌不良，造成消化不良、便秘、口臭等。维生素B富含于动物肝脏、瘦肉、禽蛋、牛奶、豆制品、谷物、胡萝卜、鱼、蔬菜等食物中。所以，食物种类应丰富而多样化。

2．排便习惯与便秘

排便习惯是指人的与排便有关的生活行为方式。规律生活，注意节律，养成良好的排便习惯，有助于正常排便，预防便秘。

生理活动与生活习惯

人类的各种生理活动包括排便是有作息规律的，是受时间节律如四季节律、月钟节律、昼夜节律等调节的，这就称为"生物钟"，如人的脉四季各不相同，像春天弦、夏天洪、秋天浮、冬天沉；妇女按月行经，所以叫月经；人们一日昼精夜寐，白天精神振奋而活动于外、黑夜精神困倦而安卧休息……

人体后天的周期性节律变化受生物钟的控制，但生物钟是可以通过训练和培养调节的。

人类大脑皮层在机体内成为各种生理活动的最高调节器官，而大脑皮层的基本活动方式是一种条件反射。条件反射是个体在生活中后天获得的，有明显的个体差异和逐步建立的过程。条件反射的建成和巩固与生活作息规律有密切关系。而条件反射一旦建成，它的活动就相对稳定，并且具有预见性和适应性。条件反射还可以随环境因素的变化而消退或重新建成，这样就提高了人体对环境的适应能力。

有规律的作息制度可以在大脑神经中枢建立各种条件反射，并使其不断巩固，形成稳定的良好的生活习惯。一系列条件反射，又促进人体各种生理活动有规律的健康发展。养成良好的生活作息规律是提高人体适应力，保证健康长寿的要诀之一。

（1）**定时排便**：在规定时间内排便，有助于养成良好的排便习惯，可建立良好的条件反射，因此有利于便意的正常产生，能促进正常排便。

有些人由于学习、工作紧张，或早晨时间紧迫，即使有了便意，也不得不忍着。忍便不排，致使排便反射受到抑制，排便机制发生紊乱，"积便"在肠内的感觉会变得迟钝起来，久而久之可发生便秘。

（2）**集中注意力排便**：排便时集中注意力，一心排便，不做他事，有助于良好的排便习惯的养成，可保证良好条件反射的发生，有利于便意的正常产生，能促进正常排便。

有些人如果排便时玩手机、打游戏、看报、看书或想这想那，精神不集中，注意力分散，不利于建立好的排便反射，长此以往就可发生便秘。

3．生活方式与便秘

生活方式是指人的衣食住行、起居坐卧、苦乐劳逸等生活习惯、行为方式。

从宽泛的意义上来说，上述提到的饮食习惯和排便习惯，均属于生活方式。但这里所说的"生活方式与便秘"是除饮食习惯、排便习惯以外的，日常生活细节之中的其他一些不良的生活习惯、行为方式，它们也可能是引起便秘的因素。

（1）**饮食量少、经常不吃早餐，容易引起便秘**：如前面提到过，排便常发生于进食之后，即人体有"胃-直肠反射"。所以饮食量少，特别是经常不吃早餐，使肠蠕动不充分，很难引起便意，容易导致便秘。

（2）**经常熬夜，耗伤胃肠津液，容易引起便秘**：像有些人没有良好的起居作息规律，喜欢熬夜，通宵上网、玩游戏、看视频，结果点灯费油，耗伤胃肠津液，致使大便干燥而发生便秘。

（3）**久坐少动，胃肠蠕动减弱，容易引起便秘**：现代社会，人们的生活水平在不断提高，而活动量、运动量却在不断减少。殊不知，活动、运动减少也是造成便秘的主要原因之一。研究表明，久坐少动会使胃肠蠕动减弱，消化液分泌减少，日久就会出现食欲不振、消化不良以及脘腹饱胀等症状，还会使骨盆和骶髂关节长时间负重，影响腹部和下肢的血液循环从而诱发便秘、痔疮，甚至出现下肢麻木，引发下肢静脉曲张等病症。

目前，我国大多数成年人（包括青少年）身体活动不足或缺乏体育运动，出门乘车，习惯久坐，上网、玩游戏、看视频、看电视是多数人休闲的全部，运动量不足，由此也造成缺少胃肠的运动，使食物消化延长和排便延时，最终出现便秘。所以，《中国居民膳食指南（2016）》提出"吃动平衡"的建议，在强调科学饮食的同时，建议每天活动6000步，倡导人们改变久坐少动的不良生活方式，减少久坐时间，每小时起来动一动，养成天天运动的好习惯，主动身体活动最好每天进行累计相当于步行6000步以上的身体活动。

4．精神因素与便秘

前面已经讲过，排便动作受大脑皮层的影响，精神意识可以加强或抑制排便。过度克制便意，导致排便反射迟钝、排便机制紊乱，是导致便秘发生的原因之一。

当然，大肠的运动是受自主神经支配的，我们的意志是不能自由地终止肠道的活动的。但是，自主神经与人的感情、行为密切相关。从这一点来说，大肠的活动也并不是完全与人的精神意识无关。如生活节奏加快、工作繁忙、压力过大、无休息时间、与周围人的关系不融洽、长期情绪不稳定、焦急、家中突发事件等日常生活中紧张状态的积累，都可引起大肠生理规律、节律的紊乱而形成便秘。

另外，出差、旅行、搬家或者升迁、降职、退休等工作、生活环境的改变等，致使人们精神紧张或处于精神紧张状态，大肠的运动节律也会发生紊乱，也可能形成便秘。

5．不同人群与便秘

便秘的发病也是"因人而异"的，受年龄、性别、体质等个体差异影响较大。

老年人便秘历来高发：研究资料显示，老龄是便秘的一个高发因素，如郭晓峰等对北京、天津和西安地区60岁以上老年人的调查发现，发生慢性便秘的比率高达15%～20%。便秘患者随年龄增长而明显增多，老年人便秘已成为影响老年人生活质量的一个不可忽视的问题。

女性便秘发病率不低：大部分流行病学资料显示，便秘和性别有密切关系，女性是高危人群，如对北京地区18～70岁成年人进行的随机分层分级调查发现，慢性便秘的发病率超过6.07%，而女性比男性高4.59

倍。女性由于饮食精细，活动量相对较少，加之其有月经期、妊娠期、产褥期等自身的生理特点等原因，相对男性来说更容易得便秘。

便秘低龄化趋势明显：由于少吃蔬菜水果、多食高热量快餐与饮水不足等不良的饮食习惯和学习紧张、运动不足等原因的影响，便秘呈现低龄化趋势，临床上初中生、小学生便秘患者越来越多。婴幼儿喂养不当等也会发生便秘。据上海肛肠网介绍，上海初中生有近20％患有便秘。2003年杭州主城区5500人的抽样调查得出结论，杭州便秘患病率为17.6％，其中10岁以下的便秘患病率最高，达37.32％。

便秘与体质关系密切：从中医学体质学说来看，气虚质、阳虚质、阴虚质、痰湿质、湿热质、气郁质的人皆有发生便秘的体质基础。如临床上很多超重或者肥胖的人都有便秘的症状，中医有"胖人多痰"之说，痰湿质、湿热质体质的人就容易发生便秘。

下面，重点分析一下临床上常见的老年人便秘、女性便秘、青少年便秘和婴幼儿便秘。

（1）老年人便秘：老年人由于身体各器官机能的老化及其他原因，很容易引起便秘。由于便秘，在排便时屏气用力，往往导致血压升高、脑溢血或突发性心律失常，甚至会引起猝死，所以老年人一定要重视便秘的预防和养生保健，以免造成严重的后果。

西医学认为，老年人便秘多数属于单纯功能性便秘，而中医学认为老年人便秘多为"虚秘"，病程较长，反复发生。

老年人便秘的原因很多，与老年人年老体衰，或饮食过偏过细、饮水太少，或运动不足，或精神因素以及疾病、服药等密不可分。

1）年龄因素：随着年龄增长，机体的肌肉和神经反射活动都有所减弱。老年人消化系统功能减退，不仅像唾液腺、胃肠和胰的消化酶分泌减少，而且胃肠运动功能也会减弱，加之老年人体力活动减少，因此进食量就相应的减少。进食不足，所以"胃-直肠反射"减弱，容易引起便秘。

2）饮食因素：老年人口渴感觉功能下降，在体内缺水时也不会感到口渴，这使得老年人肠道中水分减少，容易导致大便干燥。老年人牙齿松动或脱落，饮食过于精细，同时缺乏水分、粗粮及粗纤维食物，如全谷物、蔬菜及瓜果等。老年人食谱单调，形成的粪块不足以使直肠黏膜产生足够的充盈扩张的机械刺激，大脑因没有足够的感觉冲动，所以不容易产生排便反射。

3）**运动因素**：老年人体力活动减少，运动不足，或因体弱多病长期卧床，导致肠蠕动缓慢，直肠肌肉萎缩，张力不足，上腹部肌肉萎缩，以致排便无力，大便在肠腔中停留时间过长，所含水分大部分被肠黏膜重吸收，引起大便干燥、坚硬、难以排出。

4）**精神因素**：精神紧张、心情抑郁的老年人多数有便秘表现，这是神经调节功能紊乱所致。研究发现，心理精神因素或脑供血不足，中枢神经功能不全或精神抑郁，环境改变或打乱生活规律等原因，均能抑制排便反射。

5）**疾病因素**：很多老年人患痔疮、肛裂等疾病，为了避免疼痛和出血，常有意识地控制便意，久而久之，就会发生便秘。一些慢性病，如甲状腺功能低下、神经衰弱、高血钙等也可出现便秘症状。此外，应警惕的是老年人平常大便正常，而突然发生经常便秘，应考虑到有否肠道肿瘤，特别是直肠癌的可能，应去医院肠道专科确诊。老年人的结肠憩室病也常引起便秘。老年人由于前列腺肥大引起排尿困难，膀胱膨胀时，也会增加排便困难。

6）**药物因素**：老年人往往患多种疾病，常服多种药物，而有些药物容易引起便秘，如影响肠蠕动的胍乙啶等降血压药物，减少胃肠蠕动的阿托品等止痛药物，以及某些抗酸剂或铁剂等，就易引起便秘。此外，老年人经常服用泻药或灌肠，虽能缓解一时之急，但不能从根本上改善便秘的发病原因——肠道菌群失衡，还会由于过度透支肠动力，使肠黏膜应激性减退，造成对药物的依赖性，停药后往往会出现顽固性便秘，从而引起便秘的恶性循环。

7）**生活因素**：老年人由于某一些不良的生活习惯，如没有定时排便的习惯，三餐不定时，抽烟饮酒，偏食辛辣，缺乏运动，睡眠不足等，都有可能造成便秘。

（2）女性便秘

女性便秘较多，与其生理解剖学特点和特殊生理时期有关。

1）生理解剖学特点

子宫对肠道的影响：因为子宫位于盆腔，所以容易挤压直肠。子宫挤压直肠可使直肠的弯曲度增大，大便通过直肠的时间较慢，并且使其中的水分被吸收，因此极易造成硬便而难以排出。

生殖器官解剖特点：女性肛门前面是阴道，附近的肌肉薄弱，加之月经期生殖器官充血，妊娠期盆底肌肉松弛，分娩时用力过度使会阴部肌肉受损，这些特殊的生理解剖学特点别容易引起便秘。

2）特殊生理期原因：女性有月经期、妊娠期、产褥期等特殊生理时期，这些时期亦是容易发生便秘的原因。

经期便秘：女性月经与排卵的生物节律，主要受雌激素、黄体生成素、促卵泡素调节的。其中黄体生成素具有抑制大肠蠕动的功能，可使肠刺激感受性降低。从排卵到月经开始的这段时期（即经前期），黄体生成素活跃，女性容易形成便秘。

经期便秘一般发生在月经前7～14天，来潮前2～3天加重，行经后症状逐渐减轻和消失。同时，患者常会伴有烦躁易怒、疲乏无力的症状，有时还会引起头痛、失眠、小腹坠痛和乳房胀痛等问题。医学上常把这些变化比较明显的称为经前期紧张综合征。

妊娠便秘：女性妊娠以后，黄体生成素的分泌比未怀孕时增多，而且随着妊娠期越来越活跃，一直持续到妊娠4个月时，也就是呕吐终止时。所以，妊娠前三四个月很容易发生便秘。而且，这段时间孕妇由于呕吐而不能正常进食，饭量减少，产生的大便量也少，更容易便秘。妊娠4～6个月的时候，随着黄体生成素作用的减退，便秘可能会缓解。到了妊娠6个月时，因为子宫不断增大，肠道受压，孕妇很可能再次出现便秘。在妊娠后三四个月，孕妇的腹部血管受到胎儿压迫，下肢血循环不畅，如果引发了痔疮，情况就更糟了。

产后便秘：产褥期是妇女产子后身体各方面恢复的一个时期。妇女在产褥期易发生便秘。这是由于妊娠晚期子宫增大，腹直肌和盆底肌被膨胀的子宫胀松，甚至部分肌纤维断裂，产后腹肌和盆底肌肉松弛，收缩无力，腹压减弱，加之产妇体质虚弱，不能依靠腹压来协助排便，解大便自然发生困难。而且产妇在产后几天内多因卧床休息，活动减少，影响肠蠕动，不易排便。另外，产妇在产后几天内的饮食往往缺乏纤维素食物，尤其缺少粗纤维的含量，这就减少了对消化道的刺激作用，也使肠蠕动减弱，影响排便。

女性便秘不可小觑

女性便秘危害较大，不可小觑。因此，女性更应重视便秘的预防和治疗。

1. 便秘会影响容颜

便秘会增加体内毒素，导致机体新陈代谢紊乱、内分泌失调及微量元素不均衡，因此会影响容颜皮肤，出现皮肤色素沉着、瘙痒、面色无华、毛发枯干，并容易发生黄褐斑、青春痘及痤疮等。

2. 便秘会影响产育

便秘会导致生殖系统疾病，进而影响产育。研究发现，育龄女性长期便秘，肠道内会产生一种特殊的化学物质，干扰下丘脑-垂体-卵巢这一系统的功能，妨碍排卵，从而减少生育的机会。另外，孕妇便秘还有可能造成胎儿畸形甚至流产。

3. 便秘易诱发肿瘤

女性便秘尤其是长期便秘，不仅诱发直肠癌，更会诱发乳腺癌。美国加利福尼亚大学的医学专家们曾对1418名妇女进行乳汁及分泌物检查，结果表明：每天大便1次的妇女20人中有1人乳房细胞发育异常，而每周大便少于2次者4人中便有1人乳房细胞发育异常，这种发育异常的乳房细胞常表现为乳腺和导管上皮的不典型增生，而这种增生往往是乳癌前期病变。中华中医药学会肛肠分会副会长李国栋教授提供的临床资料显示：在发现"乳腺癌前期病变"的女性中有23.2%存在便秘症状，而无便秘的仅占5.1%。

（3）**青少年便秘**：青少年便秘的原因常是饮食、运动、排便规律、心理因素等方面的问题。

1）**饮食不合理**：目前由于营养不良导致的便秘已经不多了，主要是营养过剩和食物搭配不当导致的便秘。现在的孩子多为独生子女，生活条件相对优越，物质丰富，家长宠爱。为了身体发育、智力发育等目的，很多家长一味地给孩子增加营养，同时又任由孩子挑食偏食。常常是大鱼大肉等高脂肪、高蛋白食物不断，引起大便排泄缓慢；或不爱喝水，以含糖、碳酸饮料代替饮水，常吃煎炸食物或麻辣、烧烤等辛辣食品，致使肠道津液缺乏而大便干硬；或少吃新鲜蔬菜水果、不吃粗粮、杂粮而缺少膳食纤维，诸如此类，所以容易发生便秘。另外，营养过剩、运动不足，又容易发生肥胖，而肥胖者常也并发便秘。

2）**活动运动少**：玩耍活动本是孩子的天性，体育运动也是孩子的最爱，可是由于当代应试教育的影响和一些家长不正确的教育观念，孩子不得不整天趴在书桌前学习学习再学习，即使有了空闲时间，很多孩子也懒于活动或运动，多半是习惯于"沙发土豆式"的休息，即坐在沙发、躺椅上，吃着油炸薯条、休闲食品，喝着饮料，上网、打游戏、玩手机、看视频。营养过剩、运动不足，大便排泄缓慢、胃肠蠕动不足，也易于发生便秘。

3）**排便不规律**：孩子便秘有时是因为上课或游戏时不便脱身，就忍住不去大便，或者忘了大便，这样久而久之使排便反射受到抑制，排便机制造成紊乱，也会引起便秘。所以家长要告诉孩子有便意不应当忍，应及时排便，即使没有便意，也要定时去卫生间蹲蹲。同时，平时也要形成良好的排便习惯，不要在排便时看书、玩手机等，建立好的排便反射，养成良好的排便规律。

4）**精神心理问题**：孩子因为精神紧张、恐惧不安，或焦急暴躁，或性格乖戾等精神心理因素而引发便秘的现象也不罕见，其原因是因为神经调节功能紊乱而抑制排便反射。家长应重视孩子的心理健康，发现问题及时解决，多鼓励孩子，关心孩子的身心健康。

青少年长期便秘对身体的影响也是很大的，可造成皮肤粗糙、发生痤疮而影响外貌，甚至会影响身体和大脑功能。因此青少年便秘，应引起孩子尤其是家长的注意，及早调理与改善。

（4）**婴幼儿便秘**：婴幼儿便秘也很常见，概括起来可以分为两大类，一类属功能性便秘，这一类便秘经过调理可以痊愈；另一类为先天性肠道畸形等导致的便秘，这种便秘通过一般的调理是不能痊愈的，必须经外科手术矫治。绝大多数婴幼儿便秘都是功能性的。

一般而言，婴幼儿功能性便秘的可能原因主要与喂养方式、饮食因素、排便习惯以及疾病原因导致胃肠道消化吸收能力、腹肌压力、肠道平滑肌的发育和推动力有关：

1）**喂养方式**：人工喂养的婴幼儿较母乳喂养的婴幼儿容易发生便秘，这是因为牛奶中含有更多的钙和酪蛋白，而糖和淀粉含量相对较少，所以大便在肠道内停留时间过长，水分被肠道吸收而使大便干燥，容易引起便秘。

2）**饮食因素**：婴幼儿若饮食太少，消化后的余渣就少，自然大便也少；如长期饮食不足，又会引起营养不良，腹肌和肠肌则缺乏力量，不能解出大便，由此可出现顽固性便秘。

3）**排便习惯**：生活没有规律，没有训练婴幼儿形成按时排便的习惯，未建立良好的排便反射，也易引起便秘。

4）**疾病原因**：贫血、运动量少、维生素B$_1$缺乏，营养不良以及佝偻病、皮肌炎等疾病均可使腹肌无力、肠肌张力降低，都有可能致使婴幼儿发生便秘。

婴幼儿便秘

婴幼儿便秘主要看大便的质和量，以及对健康有无不良影响，而不是以大便的次数来确定。

1. 正常婴幼儿排便

正常婴幼儿每天排便次数差别很大：完全母乳喂养的婴儿每天大便的次数可较多；用牛奶及其他代乳品喂养者，大便次数较少，每天1次或2～3天1次。若大便次数较少，但其数量及性质均正常，婴幼儿又无其他不适，则不能认为是病态。

2. 婴幼儿便秘诊断

大便干燥，量少又难以排出，即使1天可有2～3次，但其总量比平常1次的量还要少，即可判断为便秘。特别是同时伴有食欲缺乏、食量减少、腹部胀满、便意频繁，则更是属于便秘。

婴幼儿平时排便习惯基本规律，而突然两天以上不解大便，特别是伴有腹痛、腹胀或呕吐，也属便秘，特别要注意寻找其便秘的原因。

3. 大便的性质与食物成分

如果食物含有多量的蛋白质而缺少碳水化合物（糖和淀粉），则婴幼儿大便干燥而且排便次数少。

如果食物中含有较多的碳水化合物，则婴幼儿排便次数增加且大便稀软。

如果食物中含脂肪和碳水化合物都高，则婴幼儿大便润滑。

某些精细食物缺乏渣滓，婴幼儿进食后则容易引起便秘。

6．服用药物与便秘

服用药物之所以引起便秘，主要和一些药物在人体内产生的药理作用有关。这些药理作用包括以下几方面。

抑制肠道运动：肠道的规律运动是人体能够正常排便的生理基础。而有些药物由于抑制了胃肠道运动，使胃肠道的肌肉变得"软瘫"，从而导致便秘。

吸收肠内水分：有些药物可直接吸收肠内容物中的水分，使大便变得干结，从而引起便秘。

破坏肠内菌群平衡：人们能够正常地排便，与肠道内的正常菌群保持生态平衡有关。这种平衡包括有益菌群（如双歧杆菌、乳酸杆菌等）与有害菌群相比要占绝对优势。而有些药物尤其是抗生素类药物能破坏这种平衡，使有益菌的繁殖和生长受到抑制，相反使有害菌获得更大的生存空间，从而可导致便秘。

引起便秘的常见药物主要有以下七类。

（1）精神神经类药物：此类药物一般都具有镇静催眠的功能，同时有降低胃肠道蠕动的作用，使人缺乏便意而容易导致便秘。

安定类药：如地西泮（安定）、艾司唑仑（舒乐安定片、忧虑定）等。

抗过敏药：如苯海拉明等。

抗癫痫药：如苯妥英钠（大仑丁）等。

抗精神病药：如奋乃静、氯氮平等。

阿片类镇痛药：如吗啡、哌替啶、洛哌丁胺（易蒙停）等。

抗焦虑抑郁药：第一代药物如丙米嗪、阿米替林、多塞平等，新一代药物如氟西汀（百忧解）、舍曲林、帕罗西汀（塞乐特）、氟伏沙明、西酞普兰，更新一代药物如万拉法新（博乐欣）、度洛西汀等。

抗帕金森病药：如苯扎托品（苄托品）、金刚烷胺等。

（2）消化系统药物：此类药物可使人的肠蠕动减弱，从而引起便秘。

抗酸药：如氢氧化铝、丽珠得乐、硫糖铝、碳酸钙等，可中和胃酸，抑制肠道运动和促进肠内容物中水分的吸收，从而引起便秘。

解痉药：如阿托品、戊沙溴铵（优托品）、溴丙胺太林、东莨菪碱等，可使人体肠蠕动减弱和抑制胃肠腺体分泌，从而引起便秘。

（3）呼吸系统药物：此类药物可减弱人体的肠蠕动、降低肠张力和肠运动能力，从而引起便秘。

平喘药：如特布他林、麻黄素等。

镇咳药：如可卡因、复方甘草片、联邦止咳露等。

（4）抗高血压的药物：此类药物可作用于中枢神经、肠神经系统，或直接作用于肠道平滑肌，使肠蠕动减弱、结肠运动减慢，从而引起便秘。

利尿降压药：如呋塞米等。

钙通道拮抗药：如硝苯地平、氨氯地平、尼群地平、尼洛地平、非洛地平等。

中枢性降压药：如可乐定等。

肾上腺素受体阻断药：如美托洛尔等。

（5）消炎镇痛的药物：此类药物可损害胃肠黏膜、抑制肠道运动，从而引起便秘，如布洛芬、萘普生、卡洛芬等。

（6）抗肿瘤的药物：此类药物可抑制神经中枢，使大脑对正常的排便反射迟钝，从而引起便秘，如长春新碱等。

（7）治疗便秘的药物：某些用于治疗便秘的药物如果导、番泻叶、大黄片等，原本可通过不同的作用机制达到致泻、通便的目的。但是，这些药物虽能缓解便秘一时之急，若长期使用，由于过度透支肠动力，使肠黏膜应激性减退，造成人对药物的依赖性，停药后出现顽固性便秘，从而引起便秘的恶性循环。

总之，引起便秘的原因复杂，上述因素可以交互影响，相互叠加。有研究发现，便秘甚至还与气候条件、地理环境、文化职业、城市或农村、失恋或夫妻分居、社会关系不和等因素有关系。因此，要想预防或更好地治疗便秘，就要针对这些因素加以对症性防范。

揭『秘』篇

便秘自我诊断

一、看表现

（一）便秘自我判断

食物在胃肠道经过消化、吸收后，其残渣变成大便，规律性地定期由大肠排出，这是人体的基本生理过程。

健康人摄入混有合适量膳食纤维食物的，多数每天排泄成形软便1次；摄入低膳食纤维食物时有可能隔日排便1次，也属于正常情况。

也许有朋友会问，每天排便1次也行，两天排便1次也可以，3天排便1次也没什么问题，那么到底怎样才算是便秘呢？

其实，想判断是不是便秘很简单，那就是：只要排便时没有什么痛苦，无排便不畅等症状，即使是3天大便1次，医学上也不称其为便秘。

具体来说，可对应以下三方面来判断自己是否发生便秘。

1.排便习惯是否改变

排便习惯改变、规律消失，常表现为便次减少。如果每周排便少于3次，也就是排便间隔超过72小时，多数应属便秘。因为大便量少、排便困难，自然排便间隔时间延长、便次减少。

由于个人情况不同，排便习惯差异性较大，因此有人甚至可以3~4天排便1次，但只要排便习惯没有改变，也无不适表现，就不属于便秘。

2.大便排出是否困难

排便困难一般表现为两种情况：一种为大便干硬，难以排出；另一种是大便并不干硬，但也难以排出。有人即使每天都有大便，但排便不畅，便后还想再便，或肚子还感觉不舒服，这种情况一般也属于便秘的范畴。

3.有否伴发症状表现

除了排便习惯改变和排便困难这两个便秘的特征性表现外，便秘还会有一些伴发症状表现，常见的有腹胀、腹痛、口渴、恶心、会阴部胀痛等，多数患者还会有烦躁易怒，部分患者可能会有口苦、头痛等表现。

总之，是否便秘更应注意排便习惯改变和排便困难这两点，才能做出正确的诊断。

这里给大家提供一个《便秘及其便秘程度自测表》（表1），您不妨根据自己的情况对比一下，看看自己是否有便秘，以及便秘的程度怎么样做出自我判断。

表1　便秘及其便秘程度自测表

便秘程度 粪便及其他情况	正常	便秘		
		轻度	中度	重度
大便间隔	每天排便	2~3天1次	3~4天1次	4~5天1次
大便便质	正常便质	先干后软	干多软少	干结或带血
大便颜色	浅棕色	棕色	深棕色	褐色
全身状况	食欲旺盛 面色自然 精力充沛	头晕眼花 腹胀口臭 烦躁不安 小腹凸起	身疲乏力 面色灰暗 皮肤黄褐斑 皮肤粗糙	不思进食 痔疮肛裂 腰酸背痛 浑身无力
诱发病症	无	早衰 身体不适	高血压 高血脂 心肌梗死	直肠癌 结肠癌 猝死

（二）便秘继发症状

便秘患者还常会出现的一些继发的其他症状。

1．腹胀、腹痛

腹胀、腹痛是便秘最典型的继发症状，很多便秘患者常以肚子胀得难受、肚子疼痛为主要表现到医院就诊。

西医学认为这种腹胀、腹痛是由于积气所造成的。发生便秘时，肠内产气荚膜杆菌会繁殖引起腐败、发酵，产生相当多的气体。这些有害气体，不能得到排放，因此发生腹胀或腹痛。

中医学认为这种腹胀、腹痛是便秘导致腑气不通引起的。发生便秘时，由于腑气不通引起气机阻滞即出现腹胀，而气滞还会引起血瘀，气滞血瘀、不通则痛，又会出现腹痛。

2．食欲不振、口臭、舌苔白

便秘患者常见食欲不振或食量减少或厌食，口气较大、口臭明显，同时可有舌苔变白。这些症状常随着便秘的出现或消失而同步出现或消失。

西医学认为这些表现是便秘引起胃肠功能紊乱引起的。中医学则认为这是便秘导致大肠传导失职，腑气不通，胃气逆上所致。

3．头痛、肩部酸痛

很多便秘患者会有头痛、肩部酸痛的表现。西医学认为这是自主神经功能紊乱所引起的。中医学则认为是大肠传导失职，气滞不行，浊气上逆，经络阻滞所致。

4．皮肤改变

便秘患者还会出现皮肤松弛、光泽消失、粗糙、长粉刺和长疙瘩等病症改变。并且这些皮肤的变化常此起彼伏，接连不断。

西医学认为这是便秘导致自主神经功能低下、新陈代谢缓慢、妨碍血液循环的正常进行而引起。中医学认为这是便秘引起腑气不通、气滞血瘀所致。另外，肺与大肠相表里，肺主皮肤，由于大肠传导失职，使肺主管皮肤功能、营养皮肤作用失调，因此出现皮肤改变。

5．失眠、焦躁

有些便秘患者会出现失眠、焦躁、好发脾气等症状。

西医学认为，这是因便秘过于紧张而导致的精神不安引起。中医学认为，这是大肠传导失职，气滞不行，肝气不舒所致。另外，"胃不和则卧不安"，由于便秘患者大肠传导失职引起胃气逆乱，而胃气逆乱、胃的通降作用失调，正气不能通降，由此就会出现睡眠方面的问题，引起睡卧不安。

二、看检查

（一）便秘专科检查

如果您有便秘，不要想当然地认为"顶多只是个便秘"，也许真的还潜藏着某些疾病，所以建议您最好还是去医院看肠道专科医生。

这里简单介绍一些肠道或便秘专科医生常用的检查、诊断方法。

1．问诊

专科医生通过问诊，可从患者主诉的各种症状、不适的表现中寻找出便秘的原因。

回答医生的询问时，应详细、重点、比较有条理地叙述当时的不适、不舒服的表现。例如：从什么时候开始便秘的？排便的时间间隔是多长，即几天大便一次？有无排便困难？大便是什么性状，即大便颜色、数量、质地等怎么样？有无腹痛、便后不尽感、其他不舒服的感觉，大便中是否混有血液、黏液等。

此外，千万不要忘了说明是否服用过泻药，以及目前在服用什么药物，有无痔疮、肛裂等。

2．腹诊

医生使用听诊器，听取患者的肠道有无异常变化，肠鸣音是否正常。同时通过触诊腹部，检查有无肠胀气、肿瘤、有无压痛。

3．其他检查

医生根据排便次数减少、大便干结难解，诊断便秘并不困难。但为明确便秘的发生原因，除仔细询问病史、症状和做全身体格检查外，还常需要做如下检查。

（1）**大便检查**：医生须仔细观察或通过患者的介绍，检查或了解患者的大便形状、量、质地以及有无脓血和黏液等。直肠便秘时，由于直肠平滑肌弛缓，排出的大便多呈块状，而痉挛性结肠便秘时，大便呈羊粪状。此外，大便常规及隐血（或称潜血试验）也是常规化验检查的内容。

（2）**肛门直肠指检**：医生会根据需要为患者进行肛门直肠指检。检查时，医生戴上指套将手指插入患者的肛门，触及肠壁，这有助于发现直肠癌、痔疮、肛裂、炎症、狭窄、坚硬粪块堵塞及外来压迫、肛门括约肌痉挛或松弛等。当直肠便秘时，可查到直肠内有多量干燥的粪块存在。

（3）**肛门直肠镜、乙状结肠镜、纤维肠镜等内镜检查**：医生会根据需要提出做这些检查，其目的是证实直肠指检的发现，或借以直接观察肠黏膜是否存在病变，并做活组织病理检查以明确病变的性质。

（4）**胃肠钡餐X线检查**：医生会根据需要提出胃肠钡餐X线检查。胃肠钡餐X线检查对了解胃肠运动功能有参考价值，但现在临床上有以肛门直肠镜、乙状结肠镜、纤维肠镜等内镜检查代替胃肠钡餐X线检查的趋势。

正常情况，钡剂在12～18小时内可达到结肠脾曲，24～72小时内应全部从结肠排出，便秘时可有排空延迟。钡剂灌肠特别是结肠低张双重造影，对发现便秘的病因，可能有帮助。

（5）**特殊检查**：吞服一定数量不透X线的胶管碎片作为标志物，定时拍摄腹片，可了解标志物在胃肠道内运行的速度及分布情况。如属直肠性便秘，可见标志物在结肠中运行很快，最后聚积于直肠；如为结肠性便秘，则标志物分布于空肠与直肠之间。

（二）便秘相关疾病

下面再介绍一些引起便秘的相关疾病。

1．习惯性便秘

此类患者病史中一般有偏食的情况，如少吃或不吃蔬菜、水果，或饮食过于精细，少吃或不吃粗粮杂粮；或从小未养成按时排便的习惯；或厕所卫生条件差、隐蔽性不好等；或因工作原因（如演员、教师、出租车司机等），不方便即时排便。同时，情绪紧张对排便常有影响。一般来说，若体格检查、X线造影或肠镜检查未发现器质性病变，就可诊断为习惯性便秘。

2．肠易激综合征

肠易激综合征患者中，女性多于男性，脑力劳动者发病率较高，精神心理因素在本病的发生发展中起着重要作用。临床上有3种表现类型：慢性腹痛和便秘，便秘与腹泻交替，慢性间断性无痛性水泻。

3．泻药性肠病

患者有因便秘或排便困难长期频繁应用泻药的病史，排除内分泌、直肠肛门等器质性便秘，可诊断为泻药性肠病。如果没有应用泻药的病史，则不能诊断为泻药性肠病。

4．大肠癌

大肠癌包括发生在盲肠和结肠的结肠癌，以及发生在直肠的直肠癌。大肠癌中的一半属于直肠癌。生长得比较大的肿瘤组织会压迫肠管使之狭窄，引起便秘。

大肠癌的早期症状表现不明显，也无特异性，如便秘或腹泻或两者交替出现；便血，尤其是排便后出血，是大肠癌常见的症状；可有腹部持续性的隐痛，便秘与里急后重（即大便不尽的感觉）常同时存在；浸润型大肠癌易发生肠梗阻；腹部检查和肛门指检有时可触及肿物。

大肠癌的诊断依据：40岁以上的患者有以上的临床表现；大便潜血化验检查持续阳性而无胃炎、溃疡病等胃部的证据；腹部检查沿结肠部或肛门指检发现肿块；癌胚抗原化验检查可升高但无特异性；钡剂造影及肠镜检查是诊断结肠癌的重要手段。

5．大肠息肉

大肠息肉是发生于大肠的瘤子样的突起，大小从直径1～2cm到乒乓球大。

大肠息肉常无症状，或有腹痛，息肉使肠管狭窄后可有便秘，常通过内镜检查确诊。若不处理，良性息肉有的也可发生癌变，所以进行内镜检查时若发现息肉，一般都要切除。

6．肠腔狭窄或梗阻

肠腔狭窄或梗阻并非一种疾病，而是各种疾病造成的。引起肠腔狭窄或梗阻的常见疾病有肠道肿瘤、息肉、各种炎症，以及腹腔和盆腔肿瘤。肠道肿瘤、息肉向腔内生长、阻塞肠道，肠道炎症使肠壁充血水肿、黏膜向腔内增生、阻塞肠道，腹腔和盆腔肿瘤压迫肠道，肠腔变细，粪便通过不畅，水分吸收过度，从而造成大便干结而难以排出。肠腔狭窄或梗阻的诊断可参照原发疾病的诊断。

7．肠粘连

肠的外侧发生炎症，粘住肠壁，肠蠕动减弱，即可引发便秘。盲肠炎、妇科疾病（如盆腔炎症）、腹部手术后等都有可能引起肠粘连。如果粘连较严重，也有可能发生肠梗阻。肠粘连的诊断可参照原发疾病的诊断。

8．巨结肠

巨结肠是指结肠显著扩张的一类疾病，可发生于任何年龄，可为先天性或后天获得性的，常有严重的便秘或顽固性的便秘。常见的有以下几种类型。

（1）**先天性巨结肠**：是一种肠道的先天性发育异常，由神经节缺如造成，又称神经节缺如性巨结肠，见于婴幼儿，男性多于女性。主要临床表现为显著的鼓肠，无结肠运动；慢性肠梗阻，可引起营养不良；轻者症状不明显，可直至青春期才被诊断。

（2）**慢性特发性巨结肠**：常在年长儿童起病，或发生于60岁以上的老年人，病因不明。患者常有习惯性便秘，而后出现性格改变及大便失禁，即所谓的矛盾性腹泻。

（3）**身心性或心理性巨结肠**：本病常与神经官能症或精神性疾病有关。有些患者有强迫观念和行为，便意常受到抑制，一定要服泻药或灌肠才感觉排便通畅，否则就感到全身不适，坐立不安，长期存在则直接或间接抑制结肠运动而引起便秘。

（4）**中毒性巨结肠**：为暴发型溃疡性结肠炎的严重并发症，容易合并肠穿孔。临床特点为发病急，有高热及严重的中毒症状；有鼓肠及腹部压痛；白细胞计数增高，可有低蛋白血症和电解质紊乱。

9．痔疮

痔疮是一种常见的肛门疾病，发病率较高，民间有"十人九痔"之说。痔核是直肠末端和肛管皮下的静脉血管丛发生扩大、曲张而形成柔软的肿块，即血管瘤。痔核发生破裂，即可出血。根据发病部位，在肛门齿状线以内的称为内痔，在齿状线以外的称外痔，内外均有的称为混合痔。

便秘与痔疮有密切的关系。由于便秘，大便干燥，排便用力，肛门周围静脉淤血，肛门周围黏膜破裂、出血。若反复发作可导致痔疮、肛裂。肛门狭窄部位的黏膜发生破裂和小的溃疡，易引起炎症。痔疮一旦发生，就会剧烈疼痛，特别是大便时，常伴便血。因此，很多人忍着不去排便，而这又加重了便秘。便秘引发痔疮，痔疮又加重便秘，如此陷入恶性循环。

10. 妇科疾病

女性患有子宫肌瘤或卵巢肿瘤容易压迫肠腔，这也是形成便秘的原因之一。所以，妇女如果患有妇科疾病之后才出现便秘，就要怀疑妇科疾病是便秘的原因。

三、看分型

中医学是根据患者的自觉症状和他觉体征，也就是临床表现来确定证型、诊断证候，同时根据证型、证候即"证"指导治疗，这就是"辨证论治"，也叫"辨证施治"。

一种疾病可有很多种证，证不同，治疗法则及其治疗方法（如药物、针灸、推拿等）的选择也就不同。所以，中医的辨证论治是极其灵活的诊治疾病的思路和原则，也是历代医学家经过反复医疗实践不断完善和发展的经验总结。

证候、证型是中医诊断疾病的结果，也是中医治疗疾病的依据，因此了解疾病的证候、证型非常重要。

便秘的证型也是历代医学家不断探索、逐步完善的结果。医圣张仲景最早将便秘分为阳结与阴结两大类。宋代太医院《圣济总录》将便秘概括为寒、热、虚、实四个证型。此后，医学家严用和《济生方》又概括为"五秘"，指出："夫五秘者，风秘、气秘、湿秘、寒秘、热秘是也。"明代医学家张景岳的《景岳全书》又遵循张仲景的方法，将便秘简约地分为阴结、阳结两类。

目前，现代中医学家们对便秘的证型分类尚未统一，但为了适应中医学的标准化、规范化建设，多以中医高等院校统编教材《中医内科学》为依据，将便秘分为虚、实两大类共七个证型：实秘，包括热秘、冷秘和气秘三型；虚秘，包括气虚秘、血虚秘、阴虚秘和阳虚秘四型。

辨证的要点首先应当分清虚实，其次应辨别寒热阴阳。

（一）实秘型便秘

实秘即实证所致的便秘，是因肠胃实邪壅结、腑气不通引起的便秘，包括热秘、冷秘和气秘三个证型。

1．热秘

（1）**一般情况**：患者身体多为热底儿，经常嗜酒，或过食辛辣刺激、肥甘厚味的食物即会发病。

（2）**证候表现**：大便干结、排便困难、排便间隔时间延长，伴腹胀腹痛、口干口臭、面红心烦、小便短赤，舌红苔黄燥、脉滑数。

（3）**病证机制**：肠胃积热，燥热伤津，大便干结。

2．冷秘

（1）**一般情况**：患者身体多为冷底儿，或感受寒冷病邪，或过食寒凉饮食即会发病。

（2）**证候表现**：大便艰涩、排出困难，伴腹部冷痛、不喜按压，手足不温，恶心呕吐，舌苔白腻、脉弦紧。

（3）**病证机制**：阴寒内盛，凝滞胃肠，传导失职。

3．气秘

（1）**一般情况**：患者平时多有忧愁思虑、抑郁恼怒，或久坐少动，每于情绪不好时即会发病。

（2）**证候表现**：大便干结或不甚干结、欲便不得或便而不爽，伴腹胀肠鸣，打嗝、放屁较多，胸胁胀闷，食欲不振、食量减少，舌苔薄腻、脉弦等。

（3）**病证机制**：肝脾气滞，腑气不通，排便不畅。

（二）虚秘型便秘

虚秘即虚证所致的便秘，是由于身体劳倦、饮食内伤，或产后、病后以及年老体虚、气血两亏、阴阳失调等引起的。气虚、阳虚则大肠传送无力，血虚、阴虚则津液不能滋润大肠，致使大便排出困难、秘结不通。虚秘包括气虚秘、血虚秘、阴虚秘与阳虚秘四个证型。

1．气虚秘

（1）**一般情况**：患者多为年高体弱或久病之人。

（2）**证候表现**：大便并不干硬，虽有便意但排便困难，用力努挣则汗出气短，伴精神不振、身疲乏力、懒言少语、面色淡白，舌淡苔白、脉弱无力。

（3）**病证机制**：脾肺气虚，传导无力。

2．血虚秘

（1）**一般情况**：患者多为产后血亏、年老血虚之人。

（2）**证候表现**：大便干结、排便不畅，伴面色无华、口唇色淡、心悸气短、头晕健忘、失眠多梦，舌淡苔白、脉细。

（3）**病证机制**：血液亏虚，肠道失养，排便不畅。

3．阴虚秘

（1）**一般情况**：患者体形多偏瘦，特别多见于老年人和妇女及其发热性疾病之后。

（2）**证候表现**：大便干结、状如羊屎，伴形体消瘦、口干口苦、头晕耳鸣、心烦少眠，舌红少苔、脉细数。

（3）**病证机制**：阴津不足，肠失濡润，大便干结。

4．阳虚秘

（1）**一般情况**：患者多为年高体弱或久病之人。

（2）**证候表现**：大便干或不干、排出困难，伴面色㿠白、畏寒肢冷、腹中冷气攻痛或腰脊冷痛、尿多频数，舌淡苔白、脉沉迟。

（3）**病证机制**：阳气虚衰，阴寒凝结，大便无力。

（三）辨证的要点

中医诊断便秘、辨证分型时须注意辨排便周期、大便质地及舌质舌苔三个要点。

1．辨排便周期

便秘者多数排便周期延长，日数不定，同时伴有腹胀腹痛、排便艰难；也有排便周期不延长，但大便干结，便下艰难；也有排便周期不延长，大便也不干结，但排出无力或出而不畅。因此，不能单纯依靠排便周期确定便秘，应结合排便及粪质情况判断，并且更有常人大便周期延长，粪质并不坚硬，数日不大便而无痛苦，此属素体差异，不属便秘病证。

2．辨大便质地

粪质干燥坚硬，便下困难，肛门灼热，属热秘或阴虚秘；粪质干结，排出艰难，是冷秘或阳虚秘；粪质不甚干结，排出断续不畅，为气秘；粪质不干，欲便不出，便下无力，是气虚秘。

3．辨舌质舌苔

舌红少津，无苔或少苔，为阴虚秘；舌淡少苔，属气虚秘或血虚秘；舌淡苔白滑，属冷秘或阳虚秘；舌苔黄燥或垢腻，是热秘。

解『秘』篇

便秘养生保健

一、便秘养生保健的四个原则

《素问·四气调神大论》指出："是故圣人不治已病治未病，不治已乱治未乱，此之谓也。夫病已成而后药之，乱已成而后治之，譬犹渴而穿井，斗而铸锥，不亦晚乎！"原文以"渴而穿井"（口渴了再去凿井）、"斗而铸锥"（打起仗来才来铸造兵器）为比喻，说明未病先防的重要性，提出了"治未病"的战略思想，反映了中医学先进的预防保健思想。

便秘既要治疗，更要预防，而预防（即养生保健）的意义更加重大。

便秘的养生保健原则，一般认为应包括未病先防、既病防变和病愈防复三方面的内容，有人认为还应包括病中调养的内容。

（一）未病先防

南宋医学家严用和在《济生方》中提出，平居之人要注意平顺脏腑气机，阴阳不偏不盛，使津液流通，肠胃滋润，大肠传导自然正常。现代养生学一般认为，功能性便秘往往是由于长期不良的生活习惯、饮食习惯和排便习惯所引起的。可见，养成良好的各种习惯是防治便秘的重要原则。

生活方面：情志要舒畅，起居作息要有规律，睡眠必须充足，要改变久坐不动或久卧不动的习惯。

饮食方面：定时进餐，不能不吃早餐，食品结构要合理，注意粗细粮搭配，常吃含膳食纤维的蔬菜水果和保证充足的水分，食量有度，既不过少也不过量。

排便方面：定时排便，不忽视便意，不得强行抑制排便，排便姿势要恰当，不轻易使用润肠剂等。

（二）病中调养

1. 分析致病原因，根据病因调养

引起便秘的原因很多，但无外乎器质性病变与功能性病变两大类，

临床需根据病因来调养。

（1）**器质性病变**：顽固性便秘多为器质性病变，要及早检查，如肛门直肠镜、乙状结肠镜、纤维肠镜等内镜检查以及胃肠钡餐X线检查，根据需要都可进行，以便确定或鉴别便秘的原因，并能据此针对病因进行治疗。

（2）**功能性便秘**：功能性便秘常由生活规律改变、精神心理因素，饮食习惯、排便习惯不良，以及药物作用等因素引起。因此，对于功能性便秘，常以自我调养为主，如注意规律生活，自我调节精神情志，饮食上既有节律、定时进餐，有节制，不过少也不过量，改变不良饮食与排便习惯，以达到脏腑调和，气机通畅，阴阳平衡，使大肠传导功能恢复正常。

2．辨别患者特点，依据证候调养

便秘常由于年龄、性别不同而出现不同的证候特点，须依据证候调养。

（1）**老年人便秘**：老年人便秘多属肾阳不足或肾阴亏损引起的虚秘，但是也有虚实互见、寒热错杂的情况，临床要知常达变，区别对待，尤其不能轻易使用泻药。

（2）**女性便秘**：妇女妊娠或产后、病后便秘者，多属血虚津亏、肠失滋润，虽说虚证居多，但也有燥热结滞的情况，又不可拘泥常例。

（3）**青少年便秘**：青少年便秘既有肺胃积热者，又有阴虚积滞或气虚、阳衰者，甚或还有阴亏、血少者，以及素体肥胖、湿热内阻者，调护之时不可不仔细分辨。

（三）既病防变

便秘患者在养生保健中应主要注意以下两点。

第一，便秘患者同时有高血压、冠心病等疾病者，必须高度警惕，以防发生心脑血管意外。

第二，老年人便秘或血虚、津亏便秘患者，不要过度用力如厕，以免发生头晕心悸、气短乏力、肛裂、便血、痔疮等变证。

（四）病愈防复

俗话说"吃一堑长一智"，感受过便秘之苦的人，当便秘治愈后，更应注意养生保健，预防旧病复发。

病愈防复，要注意饮食平衡，养成良好的饮食习惯、排便习惯等，还应加强运动，可采用提肛、揉按腹部、散步、太极拳等多种方式，促进胃肠蠕动，使饮食消化、吸收、排泄正常，旧病不再复发。

二、便秘养生保健的五个大法

（一）慎起居

目前还未发生便秘而为了预防便秘的发生，或者经常发生便秘而为了预防便秘的再次发生，朋友们应改变不良的生活习惯，经常运动，使机体恢复或保持正常功能。对于慢性功能性便秘，特别是习惯性便秘，养成各种良好的习惯也是治疗疾病最有效的方法。

便秘养生保健"慎起居"，具体要做到"四个有"。

1．生活作息有规律

养成按时起居的生活作息习惯，不要轻易改变既有的起居规律，保持身体良好的节律，保证足够的睡眠时间。特别注意不要长期、长时间熬夜，以免耗伤胃肠津液，引起大便失润，致使第二天便干难解。胃肠也是需要休息的，如果生活作息规律打乱，或熬夜时吃零食、加餐，胃肠忙以应付或负担持续增加，日久天长，最终会使蠕动机制紊乱，导致在"工作时间"内"罢工"，就有可能引起便秘。

2．排便活动有习惯

养成有规律的排便习惯，无论有没有便意，能不能排出大便，都应该养成每天定时上厕所的习惯，让肠道也形成自己的生物钟，按时、保质保量地完成排便工作。

饭后是最自然的上厕所时间。因此，不妨餐后，特别是早餐之后，蹲、坐马桶几分钟，天长日久，就可引导结肠养成自然的习惯。

排便时，蹲位比坐马桶更有利于身体形成最佳的排便角度；而坐马桶时，可以在双脚下垫个东西，把双脚垫高，也有利于促进排便。

排便时必须专心致志，一心排便，不宜读书、看报、听广播、玩手机、看视频、玩玩具等。中医学认为，用心排便，紧闭口齿，不讲话，可使精气不随大小便排出而外泄，有补肾健齿的保健作用。如清代养生家曹庭栋在《老老恒言》中说："齿乃肾之骨，宣泄时俾其收敛，可以固齿。"

正常人每次排便一般需要经过2～3个排便动作，每个排便动作约几秒钟，之后休息片刻等上位肠管内粪便进入直肠又开始第二个排便动作，整个排便过程一般是1分钟，如厕3～5分钟仍无便意应立即结束。排便时间过长或在两次排便过程中努责用力，会引起痔疮、肛裂、便血等肛门疾患；排便用力过大有时会造成疝气及老年人脑血管意外。长期排便用力，可致肛门肿胀或裂伤，容易引起痔疮。

3．精神心情有放松

精神安定，情绪乐观，遇事善于排解，既不过分激动紧张，也不过分忧愁抑郁，始终保持平和的心情和安顺的生活方式，有助于稳定大肠的运动节律，按正常规律排便。

过分激动、紧张不安，或经常忧愁、抑郁，西医认为可致大肠运动节律紊乱，或使肠管停止蠕动，有可能发生便秘；中医认为可致气机逆乱，或气滞不行，引起气机郁滞型便秘，长此以往，气郁化火，也可损伤肠津，使便秘加重。

另外，如果已经发生便秘而同时感到有便秘的压力，可听些节奏轻快的音乐来放松自己。

4．运动锻炼有保障

多运动，多锻炼，坚持每天多做一些消耗体力的活动或饭后按摩腹部，促进胃肠蠕动，保证消化功能正常。

不要久坐、久卧不动，建议成年人每天进行累计相当于步行6000步以上的身体活动，如果身体条件允许，最好进行30分钟中等强度的运动。日本人曾经提出过"非运动活动"，也就是说，不必刻意追求到健身场所、使用健身器械进行运动，而是把运动贯穿在普通生活当中。比如，每天可以擦拖地板18分钟、洗车20分钟、陪孩子玩耍15分钟、骑自行车15分钟、上下楼15分钟等，都对身体健康有好处。即使是老年人也要进行力所能及的运动，如散步、慢跑、练健身操、打太极拳等有氧运动。散步是最好的运动方法，尤其是饭后散步最为方便，值得提倡。

以上活动或运动，只要认真长久，就能达到锻炼目的，促进消化和循环、呼吸功能，对防治便秘有确切效果。

另外，活动应适度，不能过度疲劳。俗话说"饱食勿硬卧""食饱不得急行"，又说"饭后百步走，活到九十九"。唐代养生家、医药学家孙思邈在《摄养枕中方》明确指出："食止行数百步，大益人。"说明饭后不宜不活动，也不宜活动过量。食后即卧会使饮食停滞，食后急行又会使血液流于四肢而影响消化功能。而食后缓缓活动，则有利于胃肠蠕动，有利于消化，对健康、对防治便秘是有益的。

（二）重食养

便秘可以说是"吃"出来的毛病，其发病与饮食密切相关。研究认为，养成良好的饮食习惯，选择适宜的饮食调养方法，对于预防便秘形成、缓解便秘症状均有举足轻重的作用和积极的意义。

为了便于"秘友""准秘友"们参照应用，下面介绍一些传统中医学与现代营养学对食物通便的知识，并且提供简便实用的食疗药膳方。

1．饮食调养方案

便秘饮食调养方案，具体要做到"四要"。

（1）**饮食习惯要养好**：饮食习惯不好与便秘的发生密切相关。

一日三餐要定时，到了吃饭的时间一定要按时进餐，特别注意不能不吃早饭。不要零食、饮料整天不断、没完没了，还没到吃饭的时间就用零食和饮料把肚子填满了，而到了吃饭的时间即便有合口味的饮食也吃不下去了。

食量有度，遇到可心的饮食要有节制，不能暴饮暴食，也不要为了瘦身而刻意节食，更不能空腹工作、学习。

不好的饮食习惯，如嗜酒酗酒，饮水过少，喜食辛辣口味、煎炸烧烤食物，以及偏食等与便秘的发生密切有关，都应努力改掉。

应科学选择食品与吃法。一般认为，多吃水果可以防治便秘，但水果品种选择不当或吃法不合理可能会适得其反。例如，梨子、成熟的香蕉可以促进肠蠕动，有利于改善便秘，柿子、未成熟的香蕉因富含鞣酸而有止泻的作用，多吃常可加重便秘。苹果皮内富含止泻作用的鞣酸，故宜去皮吃；苹果生果胶可软化大便，对便秘有益，煮过的苹果果胶有收敛止泻作用，对便秘无益。所以，防治便秘宜吃生的、去皮的苹果。

（2）**膳食营养要均衡**：饮食为我们提供能量，为新陈代谢提供所需的各种营养素。均衡的饮食就是要保证从蛋白质、脂肪、糖类、维生素、无机盐到膳食纤维等营养素样样具备。因此，防治便秘，营养的合理搭配尤其重要。

《黄帝内经》中说"五谷为养，五果为助，五畜为益，五菜为充，气味和而服之，以补益精气"。每天用餐应该荤素搭配、营养全面，五颜六色、兼顾各方。油、盐、酱、醋、茶也不可缺少，适量食用，亦有益处。

中医学理论认为"五色""五味"对应人体"五脏"，可通过相应的性味功用对人体的各个脏腑、功能系统起到促进和维护作用。

当然，在营养全面、兼顾各方的基础上，根据不同情况可适当有所侧重。如老年人由于消化功能衰退，饮食宜"淡"、宜"软"，即少荤多素、不吃硬食，以利于消化。中医认为，黑色入肾，吃黑色的食物有助于补肾，肾气足，精气盈、津液足，肠道才会润滑，传导才会有力，排便才会顺畅。所以，老年人或妇女产后、疾病康复期的虚性便秘患者，可多吃补肾益精、润肠通便的黑色食品，如黑芝麻、黑豆、黑米、黑枣、核桃、海带、紫菜等。

（3）**每天饮水要充足**：喝足够量的水是预防和减缓便秘的有效措施。

每天清晨最好在空腹时喝一杯温开水，即老百姓讲的阴阳水，水温以23℃左右为宜，也可喝些淡盐水或蜂蜜水，以润滑肠道，帮助排便。有高血压、肾炎和心力衰竭的患者，可用直饮牛奶代替淡盐水使用。

另外，多喝汤水，诸如汤羹、粥糜、牛奶、豆浆、果汁、茶饮等，也是灵活补水的好办法。

（4）**膳食纤维要重视**：据测定，每天进食含3g纤维素的食物，大便量仅50~100g；含10g纤维素的食物，粪便量即可达200g。由于膳食纤维不能被人体消化吸收，因此可以帮助身体通便。

食物中的纤维素指的是结构性多糖、木纤维素、不能被消化的芳香胺、木质素、树胶、植物黏液、果胶、半木纤维素等，含有这些成分的食物主要有粗制面粉、粗制大米、玉米粉、燕麦片、各种杂粮等全谷物，土豆、红薯等薯类，芹菜、韭菜、菠菜、金针、青椒、芥蓝、丝瓜、苦瓜、南瓜、豇豆、毛豆、四季豆、豌豆荚、雪里蕻、甘薯叶、山芋茎等蔬菜，以及梨子、香蕉、柑橘、苹果、杨梅、菠萝、桃子等水果。

薯类、蔬菜以及水果富含膳食纤维素，平时容易吃到。含渣、全谷物的食物目前也容易吃到，如早晨吃一片全麦面包，中午吃一碗荞麦面条，或平时用牛奶冲饮燕麦片1~2杯等，既不浪费时间，也容易做到。

2．食物通便知识

（1）**中医学的认识**：关于食物防治便秘，早在《周礼·天官》中就提出了"以滑养窍"的原则，主张食用容易消化、具有滋润滑利作用的食物来通畅大便，由此达到预防便秘，治疗或辅助治疗便秘的目的。

常用的"以滑养窍"的食物有黑芝麻、核桃仁、松子仁、火麻仁、郁李仁、杏仁、桃仁、花生、决明子、紫苏子、榧子、罗汉果、胖大海、桑葚、香蕉、蜂蜜、银耳、海参、海蜇等。以上这些"以滑养窍"的食物很多也是药物，属于国家原卫生部、现国家卫生计生委公布的"既是食品又是药品的物品"，即通常人们所说的"药食两用"之品，既可单独食用，也可用于药膳方或其他中药方中。

1）**黑芝麻**：为胡麻科植物芝麻的成熟黑色种子，又名脂麻、胡麻、巨胜、乌麻、黑脂麻、乌芝麻、小胡麻。著名医药家、养生家陶弘景称"八谷之中，唯此为良"。

【来源】《本草纲目》。

【性味归经】味甘、性平，入肝、肾经。

【功效】补益肝肾，益精补血，润肠通便。

【适应人群】适用于血虚秘、阴虚秘，尤以产后血虚秘、老人阴虚秘最为适宜，也适用于肝肾精血不足所致头晕眼花、耳鸣耳聋、腰膝酸软、皮肤干燥、须发早白、病后脱发等。

【用法用量】食用：泡茶、煮粥、研糊（粉）、做蜜膏、做菜肴、做糖果或糕饼。药用：煎汤，或炒熟入丸、散，10～30g。

【用法举例】

黑芝麻粥（《中国中医药报》1992年7月6日）：黑芝麻（炒熟研末）与粳米各50g煮成粥，粥成根据需要加入适量白糖，调匀，再煮片刻即成。早晚空腹食用，每天1剂。

蜂蜜芝麻糊（《蜜蜂杂志》1999年第11期）：蜂蜜2～3羹匙（实热证生用，虚寒证蒸熟后用），黑芝麻焙熟碾细末，2～3羹匙，兑入开水（温凉皆可）200～300ml，调成糊状服用。早晚各1次。

芝麻黄米粉（民间验方）：黑芝麻500g炒熟，糯米250g炒黄，混合研成粉末，备用，用时取1汤匙，加白蜜半汤匙，于空腹时用开水冲服，每天1次。

胡桃黑芝麻蜜（《武汉大学学报（自然科学版）》1996年第6期）：胡桃仁、黑芝麻等量，分别于锅中略炒后，研细末，加2倍于上量的纯净蜂蜜调和，置净锅内，文火边加温边搅拌，至成浓稀适度的膏状时停火，再将制成的蜜膏分装于洗净且能密封的瓶中，待冷后冷藏备用。可作早餐冲服，亦可每天3次，每次2～3汤匙，于饭前40分钟冲服，大便正常后，酌情减量服用巩固疗效。

【使用注意】①黑芝麻宜研碎后使用。②脾虚大便稀溏者不宜食用。

2）**核桃仁**：为胡桃科植物胡桃的干燥成熟种子，又名胡桃仁、胡桃肉、胡桃穰。核桃仁与扁桃、榛子、腰果并称为"世界四大干果"。

【来源】《开宝本草》。

【性味归经】味甘微涩、性温，入肾、肺、大肠经。

【功效】补肾益精，润肠通便，温肺定喘。

【适应人群】适用于阴虚秘，尤以老人阴虚秘最为适宜，也适用于肾虚所致腰膝酸软、阳痿遗精与肺气虚、肺肾虚引起气喘咳嗽。

【用法用量】食用：煮粥、研糊（粉）、做菜肴、做蜜膏、做糖果或糕饼，或生用嚼食或制熟后嚼食。药用：煎汤，或入丸、散，10～30g。

【用法举例】

胡桃仁方（《中国中医药报》1992年7月6日）：胡桃仁5个，每晚睡前嚼碎，用温开水送服。

胡桃仁粥（《家庭中医药》2007年第5期）：胡桃肉50g去皮、捣碎，与粳米60g共煮成粥，每天1次，作早、晚餐食用。

蜜糖胡桃（《中药学》）：胡桃肉4～5枚去皮，于睡前拌少许蜜糖食用。

核桃糊（民间验方）：将香油250ml放锅内烧至七成熟，分次放入去皮核桃肉100g，炸至黄酥，捞出控干油后捣成细末，再加入蜂蜜100ml搅成糊状，存放于干净容器内。每天1～2次，分5～10次食用。

【使用注意】①核桃仁皮有收涩作用，故通便宜去皮后用。②痰火积热、阴虚火旺，以及大便溏泄者禁用。③核桃存放时间过久会产生哈喇味，不宜食用。

3）松子仁：为植物红松的成熟种仁，又名松子、海松子、新罗松子。松子仁有延年益寿的作用，故被人们誉为"长生果"。

【来源】《开宝本草》。

【性味归经】味甘、性温，入肝、肺、大肠经。

【功效】养血滋阴，润肠通便，润肺止咳。

【适应人群】适用于血虚秘、阴虚秘，尤以产后血虚津亏便秘、老人阴虚便秘最为适宜，也适用于肺燥干咳与血虚所致皮肤、毛发不荣。

【用法用量】食用：煮粥、研糊（粉）、做菜肴、做蜜膏、做糖果或糕饼，或制熟后直接食用。药用：煎汤，或入丸、散，10～15g。

【用法举例】

松仁粥（《本草纲目》）：松仁15g和水研末作膏备用，粳米30g煮粥，粥成再将松仁膏入粥内，煮二三沸，空腹食用，每天2次。

松子仁汤（民间验方）：松子仁、黑芝麻、枸杞子、白菊花各10g，放入砂锅内，加清水800ml，煎煮30分钟，取汁，药渣再加清水600ml煎煮20分钟，取汁，两汁合并，分2次温服，每天1剂。适用于阴血亏损所致便秘、口干、头晕、眼花等不适的调治，尤以老年人习惯性便秘及办公室一族便秘者最为适宜。

松仁豆腐（民间验方）：豆腐250g洗净，切成1.5cm见方的块，开水锅中焯至豆腐块浮出水面时捞出，控去水分，松子仁30g碾碎成末，熟火腿20g切成碎末，起油锅，油烧至四五成热，放入白糖适量炒制糖色，当糖呈微红色时，即可下入酱油、高汤、盐、糖、松仁末、火腿末和豆腐块，烧开后滚两沸，改用小火炖煮10分钟，见汤汁半干，加入味精调味，即可出锅。佐餐食用。

松子炒茼蒿（《家庭医生报》2003年1月20日）：茼蒿250g，用盐渍一下，与松子25g一起下油锅，旺火急炒，断生即可。佐餐食用。宜用于防治老年人习惯性便秘，也用于胃热炽盛口臭、便秘的调治。

【使用注意】①脾虚便溏、痰湿体质者禁用。②松子存放时间过久会产生哈喇味，不宜食用。

4）**火麻仁**：为植物大麻的成熟种子，又名麻仁、大麻仁、麻子仁。

【来源】《神农本草经》。

【性味归经】味甘、性平，归脾、胃、大肠经。

【功效】润肠通便。

【适应人群】适用于阴虚秘，尤以老人、产妇、体弱者阴虚肠燥便秘最为适宜。

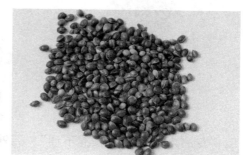
火麻仁

【用法用量】食用：泡茶、煮粥、研糊（粉）、做菜肴、做蜜膏、做糖果或糕饼，或炒熟后直接食用。药用：煎汤，或入丸、散，10～15g。

【用法举例】

麻仁粥（《食物中药与便方》）：麻子仁15g（小儿6～9g），研为细末，备用，粳米适量煮粥取汤，将麻仁末入米汤内调匀，1次食尽。无效，第二天可再服，至大便通止。

麻仁栗子糕（《中国民间疗法》2006年第8期）：火麻仁10g、黑芝麻15g分别炒香后研成细末，与栗子粉、玉米粉各50g和红糖少许充分混合，加入少许水入模压成糕型，上笼蒸熟即成。随意食用。

麻仁猪肉煲（民间验方）：火麻仁15g，文火炒至爆裂，凉后打碎去壳，放进煲汤袋内，猪瘦肉400g洗净，切块，火麻仁和猪瘦肉放进瓦煲内，加入清水2500ml，生姜3片，大火煲沸后改小火煲1小时，撒入葱花和适量食盐即可。饮汤食肉，1日1次。

【使用注意】①火麻仁须打碎后使用。②大便溏泄者禁用。③大量食用火麻仁会导致中毒，如食炒火麻仁60～120g，大多在食后1～2小时内发病，中毒症状为恶心、呕吐、腹泻、四肢发麻，精神错乱，瞳孔散大等。经洗胃、补液及一般对症治疗，可在1～2天内症状先后消失而恢复健康。

5）郁李仁：为植物郁李、欧李等的成熟种仁，又名郁子、郁里仁、李仁肉。

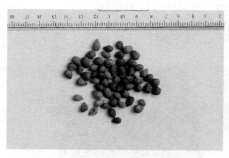
郁李仁

【来源】《神农本草经》。

【性味归经】味辛、苦、甘，性平。归脾、大肠、小肠经。

【功效】润肠通便，行气宣滞，利水消肿。

【适应人群】适用于阴虚秘与气秘，特别适用于气秘证，如金朝医学家李杲《用药法象》指出：郁李仁"专治大肠气滞，燥涩不通"。另外，本品也适用于水肿腹满、四肢肿胀、小便不利。

【用法用量】食用：泡茶、煮粥、做菜肴、做蜜膏。药用：煎汤，或入丸、散，6～12g。

【用法举例】

郁李仁粥（《医方类聚》）：郁李仁10～15g捣碎，同粳米50～100g煮粥，代早餐食用，每天1次。本方既可用于阴虚秘与气秘证，也可用于水肿小便不利。

郁李薏仁粥（《二如亭群芳谱》）：郁李仁10g捣碎，同捣碎如粟米的薏苡仁50g煮粥，空腹食用，每天1次。本方适用于水肿所致气急喘息、脘腹胀满、二便不通的病证。

双仁槟榔粥（《健康人》1996年第1期）：先将制槟榔15g捣末，郁李仁5g去皮研为膏，备用，再将火麻仁15g以水研、滤取药汁，与淘洗干净的100g大米一同入锅，加水用大火烧开，再转用小火熬煮，待粥将熟时入槟榔、郁李仁，搅匀即成。每天1剂，分数次食用。本方适用于胸腹胀满、大便秘结等证。

郁李藕汁蛋（民间验方）：郁李仁8g研末，用藕汁适量调匀，注入

1只鸡蛋（先打一小洞）内，湿纸封口，上笼蒸熟，剥取鸡蛋皮后食用，每天1次。本方适用于阴血亏虚、肠燥便秘证，大便有出血者尤宜。

【使用注意】①郁李仁须打碎后使用。②大便溏泄者禁用。③孕妇慎用。

6）甜杏仁：为植物杏或山杏的部分栽培种味甜的成熟种仁，又名南杏仁。

【来源】《本草从新》。

【性味归经】味甘、性平，入肺、大肠经。

【功效】滋肺止咳，润肠通便。

【适应人群】适用于阴虚秘，也适用于肺燥咳嗽气喘。

【用法用量】食用：泡茶、煮粥、研糊（粉）、做菜肴、做蜜膏、做糖果或糕饼，或生用嚼食或制熟后嚼食。药用：煎汤，或入丸、散，10~30g。

【用法举例】

杏仁粥（《食医心镜》）：南杏仁20g（苦杏仁须去皮去尖，水浸去苦味）煎汁，与粳米100g共煮成粥，调入盐或冰糖即可。温热食，每天2次。

双仁糊（《杨氏家藏方》）：又名杏仁煎，甜杏仁、胡桃仁各15g，微炒，共捣碎研细，加蜂蜜或白糖适量，分2次用开水冲调后食用。

杏仁芝麻糖（《中国民间疗法》2006年第8期）：甜杏仁60g，黑芝麻50g，白糖、蜂蜜各250g。杏仁洗净，沥干，捣成泥，芝麻洗净，沥干，倒入铁锅内，小火炒至水汽散尽，发出响声，立即盛碗，不要炒焦，稍凉后，研碎。四味同倒入大瓷盆内，拌匀，加盖，隔水蒸2小时。每次1匙，饭后开水送服，每天2次。

【使用注意】①甜杏仁功效与苦杏仁近似，药力较缓，滋润作用较佳，主要用于虚劳咳嗽与阴津虚损便秘。②苦杏仁有小毒，用量不宜过大，婴儿慎用。③大便溏泄与痰饮咳嗽者禁用。

7）桃仁：为植物桃或山桃的干燥成熟种仁。

【来源】《神农本草经》

【性味归经】味苦、性平。入心、肝、肺、大肠经。

【功效】活血祛瘀，润肠通便，止咳平喘。

【适应人群】适用于阴虚秘与血瘀所致便秘证，也适用于多种瘀血证，如肿瘤疼痛、跌打损伤，以及妇女经闭、痛经、产后腹痛等，还可治疗咳嗽气喘。

【用法用量】捣碎，浸泡、煎、煮、熬，5~10g。

【用法举例】

桃仁粥（《多能鄙事》）：桃仁10~15g捣烂如泥，加水研汁去渣，与粳米50~100g同煮成粥。空腹食用。每天2次。

五仁粥（《健康人》1996年第1期）：芝麻、松子仁、胡桃仁、桃仁（去皮、尖，炒）、甜杏仁各10g，混匀辗碎，与粳米200g共煮稀粥。食用时，加白糖适量，分顿食用。本方适用于中老年气血亏虚引起的习惯性便秘、妇女产后血虚便秘。

【使用注意】孕妇忌服，便溏者慎用。

8）花生：为植物落花生的成熟种子，又名落花生、落花参、长生果、地果。花生滋养补益，有助于延年益寿，民间称其为"长生果"，并与黄豆一样被誉为"植物肉""素中之荤"。

【来源】《滇南本草图说》。

【性味归经】味甘、性平，入脾、肺经。

【功效】健脾养胃，润肺化痰，滑肠通便。

【适应人群】适用于阴虚秘，也适用于脾虚不运、反胃不舒以及产妇奶少、肺燥咳嗽。

【用法用量】食用：煮粥、研糊（粉）、做菜肴、做糖果或糕饼，或炒熟后直接食用。药用：煎汤，10~100g。

【用法举例】

花生杏仁泥（《本草纲目拾遗》）：花生100g、甜杏仁50g，共捣烂成泥状。每次取用20g，加蜂蜜适量，用开水冲服。本方适用于久咳短气、干咳痰少与阴虚秘证。

花生杏仁豆浆（《医学碎金录》）：花生、甜杏仁、黄豆各15g，加水共研磨成浆，滤取浆液。清晨或早、晚煮熟食用，每天1~2次。

花生煲猪脚（《陆川本草》）：花生100g，猪脚1个，一同煲汤食用，每天1次。本方适用于产后虚损乳汁缺乏、大便秘结。

【使用注意】①大便溏泄者禁用。②霉变花生有致癌作用，不宜食用。

9）**决明子**：为植物决明的成
熟种子，又名草决明、还瞳子。

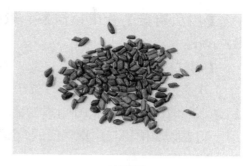
决明子

【来源】《神农本草经》。

【性味归经】味甘苦、性寒
凉，入肝、大肠经。

【功效】清肝明目，润肠
通便。

【主治】适用于目赤目暗及肠
燥便秘等，对高血压病及高脂血症有调治作用。

【适应人群】适用于热秘与阴虚秘。研究显示，决明子有比较明显的
降压作用，因此特别适用于高血压病而兼具便秘的病证。另外，本品也
适用于肝火上扰或风热上壅所致目赤肿痛、羞明多泪。

【用法用量】食用：泡茶、煮粥。药用：煎汤，10～15g。

【用法举例】

决明子茶（民间验方）：决明子炒后研末，每次5～10g，以沸水冲
泡5分钟。代茶饮用，每天1次。

决明子饮[《中医杂志》（原《北京中医》），1954年第6期]：决明子
炒后研末，每次20g，水煎浓汁。顿服，每天1次，连用4～5天。

决明子粥（《粥谱》）：决明子10～15g，炒至微有香气，待冷后研
碎煎汁，与粳米50g煮粥，粥熟后加入适量冰糖调味。分顿食用。

【使用注意】便溏者忌用。

10）**紫苏子**：为植物紫苏的干燥成熟果实，又名紫苏（籽）、苏子、
黑苏子。

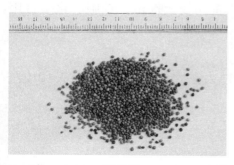
紫苏子

【来源】《本草经集注》。

【性味归经】味辛、性温，入
肺、大肠经。

【功效】降气化痰，止咳平喘，
润肠通便。

【适应人群】适用于阴虚肠燥
便秘，也适用于痰壅气逆所致咳嗽
气喘与妊娠呕吐、胎动不安等证。

【用法用量】食用：泡茶、煮粥。药用：煎汤，或入丸、散，5～10g。

【用法举例】

苏子粥（《本草纲目》）：苏子10g，加清水适量，浸泡5～10分钟后，水煎取汁，加大米100g煮为稀粥即成。每天1剂，连食2～3天。适用于阴虚肠燥便秘与痰壅气逆所致咳嗽气喘。另外，加红糖适量同煮成粥，亦适用于冷秘证。

苏子麻仁粥（《普济本事方》）：苏子、火麻仁各10g捣烂，加水研，滤取汁，与粳米50g同煮成粥。每天1剂，分2次于空腹食用。本方适用于老年人、妇女产后以及久病体弱者阴虚肠燥便秘。

【使用注意】紫苏子须打碎后使用。

11）榧子：为红豆杉科植物榧树的成熟种子，又名榧实、香榧、赤果、玉山果、野杉子。

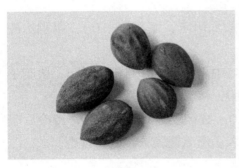

榧子

【来源】《新修本草》。

【性味归经】味甘、性平，入肺、胃、大肠经。

【功效】杀虫，消积，润燥。

【适应人群】适用于阴虚肠燥便秘及痔疮，尤其适用于伴有痔疮的阴虚秘，也适用于肠道寄生虫病、小儿疳积与肺燥咳嗽。

【用法用量】食用：煮粥，或炒熟去壳，取种仁嚼食。药用：煎汤，连壳生用，打碎入煎，或入丸、散。治便秘、痔疮宜小量常服。杀虫宜用较大剂量，顿服。直接食用10～40枚，煎汤15～50g。

【用法举例】

炒榧子（《本草衍义》）：榧子炒熟去壳，取种仁嚼食，每天10枚左右，适用于痔疮便秘。

榧仁粥（民间验方）：榧子50g去皮壳取仁，与大米100g煮粥，分顿食用。

【使用注意】榧子性平稍温，多食会使人内热上火，所以咳嗽咽痛并且痰黄的人暂时不宜食用。

12）罗汉果：为植物罗汉果的成熟果实，又名拉汉果、假苦瓜、光果木鳖，是我国特有的珍贵植物，素有"良药佳果"之称。

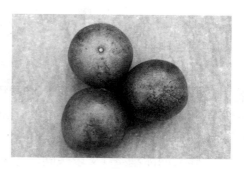

罗汉果

【来源】《岭南采药录》。

【性味归经】味甘、性凉，入肺、大肠经。

【功效】清热润肺，止咳利咽，滑肠通便。

【适应人群】适用于热秘、阴虚秘，特别适用于热病后期余热未尽、阴津损伤所致大便秘结，也适用于肺热燥咳、咽痛失音、口干口渴等证。

【用法用量】食用：泡茶、煮粥、煲汤，或做糖果、糕饼。药用：煎汤，10～30g。

【用法举例】

罗汉果茶（民间验方）：罗汉果20g，沸水闷泡15分钟，代茶饮用。

罗汉果粥（《食品与健康》2008年第2期）：罗汉果50g压碎，水煎取汁，与粳米50g煮粥。一日食尽。

罗汉果瘦肉汤（《岭南采药录》）：罗汉果30～60g打碎，装入纱布袋，扎紧袋口，猪瘦肉100g切成片，加水适量，煮熟，弃除纱布袋，稍加食盐调味即可，食肉喝汤。

13）胖大海：为植物胖大海的成熟种子，主要产于越南等国及我国广西等地。我国古代对越南及广西一带地区称安南，故其又名安南子。胖大海得沸水，裂皮发胀，几乎充盈整个杯子，又俗称"大发"。

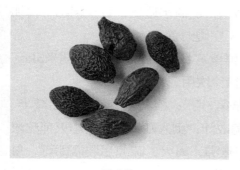

胖大海

【来源】《本草纲目拾遗》。

【性味归经】味甘、性寒，入肺、大肠经。

【功效】清肺化痰，利咽开音，润肠通便。

【适应人群】适用于热秘，也适用于肺热声哑、咽喉疼痛、痰热咳嗽。

【用法用量】食用：泡茶。药用：水煎，或入散剂，3～5枚；如用散剂，用量减半。

【用法举例】

胖大海茶（《求医问药》2009年第4期）：取胖大海2～3枚，将其放在茶杯中，用150ml的沸水冲泡15分钟，待其胀大后即可少量分次饮服。适用于肺热肠燥，如气管炎、肺炎后引起的婴幼儿便秘。

胖大海冰糖茶（《求医问药》2014年第9期）：取胖大海3～5枚，放入茶杯用开水泡发后，去核，加入适量冰糖调匀，连同泡发的胖大海一同饮服。适用于热秘与痔疮便血。

【使用注意】脾胃虚寒泄泻者慎服。

14）桑葚：为植物桑树的成熟果穗，又名葚、桑实、乌葚、黑葚、桑枣。

【来源】《新修本草》。

【性味归经】味甘酸、性寒，入心、肝、肾经。

【功效】滋阴养血，补肝益肾，润肠通便。

【适应人群】适用于阴虚秘、血虚秘，尤其以老人阴虚秘、产后血虚秘及体弱习惯性便秘、病后阴亏血虚型便秘最为适宜，也可用于精血亏损所致须发早白、脱发、头晕眼花、耳鸣失聪、失眠多梦、神疲健忘、津伤引起口渴及消渴等证。

【用法用量】食用：生食，或煮粥、泡酒、做蜜膏、做糖果、做糕饼。生食适量，其他方法则10～15g。

【用法举例】

桑葚粥（《粥谱》）：取桑葚子20～30g（鲜者增倍）浸泡片刻（鲜品不用浸泡），与糯米60g一同放入砂锅，加清水适量，煮至粥熟，再加适量冰糖稍煮即成。每天1剂，分2次于空腹时食用。

桑葚酒（《中国医学大辞典》）：鲜桑葚1kg、酒曲200g、糯米5kg，如常法酿酒，酒制成后，不拘时候，徐徐饮用。

桑葚蜜膏（《中国药店》2013年第7期）：鲜桑葚1kg（干品减半）洗净放入砂锅内，加水适量，水煎2遍取汁，倒入砂锅内，用小火煎熬浓缩至黏稠时，加入蜂蜜300ml，搅匀煮沸，离火，晾凉后装瓶即可。每次5～10ml，早、晚各1次，开水化开服用。

桑葚香蕉苹果色拉（《常见慢性病营养配餐与食疗·便秘》）：取桑葚、香蕉、苹果100g，桑葚洗干净、去蒂杆，香蕉去皮切小段，苹果削皮后切小块，用适量色拉酱把上三品混合均匀即可。随意食用。

15）香蕉：为植物甘蕉的成熟果实，我国栽培的有甘蕉、粉蕉两个品种，甘蕉果形短而稍圆、粉蕉果形小而微弯，其与菠萝、龙眼和荔枝号称"南国四大果品"。

【来源】《本草纲目拾遗》。

【性味归经】味甘、性寒。入脾、胃、大肠经。

【功效】清热解毒，润肺滑肠。

【适应人群】适用于热秘、阴虚秘，特别适用于热病后期余热未尽、阴津损伤所致大便秘结，也适用于温热病烦渴、痔疮出血与肺热燥咳等证。

【用量用法】食用：生食，或炖服、煮粥、做菜肴，1～4枚。

【用法举例】

冰糖炖香蕉（民间验方）：香蕉2枚去皮，加冰糖适量，隔水炖熟。每天2次，连食数日。

香蕉粳米粥（《家庭医药》2013年第11期）：香蕉200g去皮、撕掉筋、切成丁，备用。粳米50g淘洗干净，入锅加水800ml，先用大火煮开，然后改用小火熬煮，粥将成时，将香蕉丁和适量蜂蜜一同放入，稍煮片刻即可。每天2次，空腹食用。

拔丝香蕉（《常见慢性病营养配餐与食疗·便秘》）：香蕉200g去皮切块备用，锅烧热后，放入少量植物油，把白糖30g倒入油锅中，用勺子朝一个方向搅拌，白糖变色后，把切好的香蕉块放入锅中，煸炒后即刻离火出锅即可。稍稍放凉即可食用。

【使用注意】①生香蕉因富含鞣酸，多吃常可加重便秘，所以防治便秘一定要吃熟香蕉。②脾胃虚寒、便溏腹泻者不宜多食、生食。③急、慢性肾炎及肾功能不全者忌食。

16）蜂蜜：为蜜蜂从开花植物的花中采得的花蜜在蜂巢中酿制的蜜。

【来源】《本草纲目》。

【性味归经】味甘、性平，入脾、胃、肺、大肠经。

【功效】调补脾胃，缓急止痛，润肺止咳，润肠通便，润肤生肌，解毒。

【适应人群】适用于阴虚秘，也适用于脘腹虚痛、肺燥咳嗽、口疮、溃疡不敛、水火烫伤、手足皲裂等证。

【用法用量】食用：温开水冲调、做蜜膏。药用：入丸剂、膏剂。15～30g。

【用法举例】

蜂蜜水（民间验方）：蜂蜜1汤匙，用温开水调匀冲服，早晚各1次。

蜂蜜香油饮（民间验方）：蜂蜜50g盛在瓷盅内，用筷子或小勺不停搅拌使其起泡，边搅动边将香油25ml缓缓注入蜂蜜内，搅拌均匀，再将温开水约100ml徐徐注入蜂蜜香油混合液内，搅拌均匀即可。早晨空腹饮用。

蜂蜜蔗汁饮（《中华食物疗法大全》）：新鲜甘蔗300g刷洗干净，削去外皮，切碎捣烂，置干净纱布中挤出汁液，加入蜂蜜30g，调匀即成。每天1次，2～3天为1疗程。

蜂蜜决明茶（《医药保健杂志》2006年第9期）：用蜂蜜适量，热炒草决明250g，待冷后贮于玻璃瓶中，每次用10g，泡水代茶饮，每天1～2次。

【使用注意】①当蜜源植物有毒时，蜜蜂采其花粉所酿之蜜，人食用后可引起中毒，因此必须使用精制的蜂蜜或正规厂家生产有质量安全标志的蜂蜜。②痰湿内蕴、腹满痞胀及大便稀溏者禁食。

17）海参：为刺参、绿刺参、花刺参的全体，又名海参海鼠、辽参、海男子。

【来源】《食物本草》。

【性味归经】味甘咸、性平，入肺、肾、大肠经。

【功效】补肾益精，养血润燥，止血。

【适应人群】适用于阴虚秘、血虚秘，也适用于精血亏损所致虚弱劳怯、阳痿遗精、小便频数以及肺虚咳嗽咯血、痔疮便血、外伤出血。

【用法用量】食用：煮粥、做菜肴。药用：煎汤，或入丸、散，10～30g。

【用法举例】

海参粥（民间验方）：水发海参1只（约50g）切片，与粳米100g同煮成粥。稍凉，温热食用。

海参猪肉汤（《中医食疗》）：水发海参一只（约50g）、猪瘦肉100g切片，煮汤，熟后加盐、味精调味即可。佐餐食用。

木耳海参炖猪肠（《祝您健康》1996年第1期）：黑木耳、海参30～50g温水发好，撕片或切片，猪大肠250～500g洗净、切段，三者共放锅中加水及调味品小火炖煮30分钟，大肠熟后即可。佐餐食用。适用于伴有痔疮便血的成人阴虚秘、血虚秘及小儿便秘。

【使用注意】脾虚便溏者禁食。

18）**海蜇**：为动物海蜇和黄斑海蜇的口腕部，口腕部俗称海蜇头、伞部俗称海蜇皮，又名石镜、水母、海折。

【来源】《食物本草汇纂》。

【性味归经】味甘咸、性平，入肝、肾、肺、大肠经。

【功效】养阴清热，平肝降压，化痰消积，润肠通便。

【适应人群】适用于热秘与阴虚秘，特别适用于伴有高血压的大便秘结，也适用于阴虚阳亢型高血压以及肺热咳嗽、痰热哮喘、食积痞胀等证。

【用法用量】食用：生吃（凉拌），或蒸食、煮食，或煎汤。适量。

【用法举例】

凉拌海蜇（民间验方）：海蜇适量洗净，切丝，放沸水锅中煮熟后，取出，然后放入葱、姜、蒜、椒油、食盐、麻油等拌匀。佐餐食用，每天1次。

蜜蒸海蜇（民间验方）：海蜇100g，蜂蜜或冰糖30g，拌匀，蒸熟即可。佐餐食用。

雪羹汤（《常见慢性病营养配餐与食疗·便秘》）：荸荠、海蜇皮各20g，用砂锅小火炖煮30分钟，再放适量蜂蜜调味即可。佐餐食用，每天2次。

【使用注意】生食难以消化，故不可过量。

（2）**营养学的认识**：现代营养学提出，要防治便秘，宜多食富含膳食纤维、B族维生素的食物，同时宜适当的选择一些有产气鼓肠和滑肠作用的食物。

1）**富含膳食纤维的食物**：现代营养学认为，膳食纤维之所以具有通便的功效，在于膳食纤维能吸水膨胀，使肠内容物体积增大，还能促进肠道蠕动，缩短肠内容物通过肠道的时间，因此能起到防治便秘的作用。

富含膳食纤维的食物主要指五谷杂粮（如全麦食品、燕麦、糙米、玉米、杂豆、红薯、土豆、山药、芋头、魔芋等）、蔬菜（如萝卜、胡萝卜、芹菜、韭菜、菠菜、苋菜、茼蒿、空心菜、白菜、小白菜、冬葵叶、落葵、莴苣、茭白、竹笋、豆角、黄豆芽、绿豆芽、荸荠等）、水果（如梨、苹果、香蕉、桃、杏、甘蔗、无花果、猕猴桃等），其他还有香菇、海带、紫菜等。

以下简要介绍一些常见的富含膳食纤维的食物，供朋友们选择使用：

红薯：为植物番薯的块根，又名番薯、甘薯、红苕、地瓜、白薯、山芋。

研究证实，与生食相比，食用蒸熟的红薯可多摄入40%左右的膳食纤维，能有效刺激肠道蠕动，促进排便。另外，在切红薯时看见的红薯皮下渗出的白色液体含有紫茉莉苷，也有助于治疗习惯性便秘。

中医学认为红薯味甘性平，入脾、肾经，有补中和血、益气生津、宽肠通便的功效，适用于脾虚水肿、泄泻，疮疡肿毒，阴虚秘与气虚秘。

红薯的细胞膜不经高温破坏难以消化，红薯的"气化酶"不经高温破坏食用后会产生腹胀、放屁多等不适感，所以吃红薯一定要蒸熟煮透。湿阻中焦、气滞食积者慎用。另外，红薯含糖量较高，食用太多易产生胃酸，故消化性溃疡患者不宜食用。

【用法举例】红薯可煮熟、蒸熟或烤熟后直接食用，也可制作成粥、羹、甜品。

红薯粥（《医药与保健》1996年第5期）：红薯300g洗净切块，加水与粳米或小米150g同煮，至薯烂、米开花、汤稠时即可。趁温热食用，可根据需要加入适量蜂蜜或白糖，每天1次，或早晚各1次。

红薯蜜羹（《健身科学》2000年第6期）：红薯500g洗净、切成小厚片，入锅内加水煮至酥烂，再加入适量蜂蜜、糖桂花，搅匀即可。每天1次，或早晚各1次。

红薯芝麻饼（《食品与生活》2009年第11期）：将红薯500g洗净，大火蒸熟后去皮，捣成泥，加糯米粉、面粉各50g和清水一起拌揉均匀，摁成面坯。黑芝麻50g炒香压碎，再加白糖50g、少量花生油混合拌匀，揉成馅球。取面坯逐个包入馅球后摁扁。锅中放少量花生油，烧至七成热时，将饼下锅两面煎黄即可。随意食用。

土豆：为植物马铃薯的块茎，学名马铃薯，又名洋芋、山药蛋、薯仔、地瓜、地豆子、地蛋。土豆营养素齐全，而且易为人体消化吸收，因此在欧美享有"第二面包"的称号，在法国被称作"地下苹果"，我国于2015年将其列为第四主粮。

研究表明，土豆含有大量的膳食纤维（每100g土豆里所含的膳食纤维是6g），能宽肠通便，帮助机体及时排泄代谢毒素，有效防治等便秘等肠道疾病。此外，土豆含淀粉较高，容易产气，有鼓肠促进肠道蠕动的作用。

中医学认为土豆味甘性平，入脾、胃、大肠经，有补脾益气、缓急止痛、通利大便的功效，适用于脾胃虚弱消化不良、肠胃不和脘腹作痛、大便不利。

腐烂、霉变或生芽的土豆含过量的龙葵素，极易引起中毒，禁止食用。脾胃虚寒易腹泻者应少食土豆。

【用法举例】土豆可煮熟、蒸熟或烤熟后直接食用，也可制作成饮品、蜜膏和菜肴。

土豆汁（民间验方）：土豆250g，洗净去皮，捣烂绞汁，每天晨起空腹饮服15ml。

蜂蜜土豆汁（《医药与保健》2007年第12期）：土豆200g洗净、削皮、切碎，用榨汁机榨汁，将土豆汁倒入锅中，用小火煮，当土豆汁变得黏稠时，加入适量的蜂蜜，搅拌均匀即可。每次两勺，空腹服用，每天1次。

土豆蜜膏（《家庭医学》1995年第4期）：土豆100g，切细丝，用洁净纱布绞汁，土豆汁煎熬并浓缩至黏稠时，加一倍的蜂蜜，煎至稠如膏时，停火待冷，装瓶备用。每次10～15ml，每天2次。

土豆丝炒韭菜（民间验方）：土豆500g，洗净后切丝，放清水中浸泡5分钟后捞出；韭菜150g，切成寸段；葱末、姜丝、食盐、醋、食用油各少许。锅烧热，放入少许食用油，加入葱末、姜丝，煸炒出香味后，放入土豆丝，翻炒3～5分钟，加入少许食醋，放入韭菜，煸炒片刻，最后加入少许食盐，即可出锅。佐餐食用。

魔芋：为植物魔芋、疏毛魔芋、野魔芋、东川魔芋的块茎，又名蒟蒻、蒻头、磨芋、鬼芋、黑芋头、麻芋子、蛇六谷、星芋等。魔芋食品不仅味道鲜美，口感宜人，而且有降脂、降糖、防癌、通便等多种保健功效，被誉为"魔力食品""神奇食品""健康食品"。

现代研究显示，魔芋是含葡甘聚糖最丰富的植物。葡甘聚糖是一种可溶性膳食纤维，吸水性极强，可膨胀50~80倍，能增加粪便体积，刺激肠蠕动，从而有效预防和治疗便秘。

中医学认为，魔芋味辛苦、性寒，有毒，有化痰消积、解毒散结、行瘀止痛、宽肠通便的功效，适用于咳嗽、积滞、疟疾、瘰疬、癥瘕、痈肿、疔疮、丹毒、烫火伤、蛇咬伤、跌打损伤、热秘。

生魔芋有毒，不宜生用，必须煎煮3小时以上才可食用，且每次食量不宜过多。误食生品或过量服用易产生舌、咽喉灼热、痒痛、肿大等中毒症。魔芋生品经碱水加热去毒后可供食用。传统魔芋制品有魔芋干（角、条）、魔芋豆腐，目前用得最多的是魔芋精粉。

【用法举例】

魔芋粉饮（民间验方）：取魔芋粉5~10g，加沸水约200ml搅拌均匀，饮用，每天1~2次。

魔芋蜂蜜汁（《父母必读》2014年第8期）：将魔芋用榨汁机榨出汁，或取魔芋粉适量，放到锅里用小火煮成糊，晾凉后加入少许蜂蜜，适用于1岁以上的幼儿使用，可每天早晨给宝宝吃两勺。

炖魔芋豆腐（民间验方）：水魔芋（即黑豆腐）500g，在开水锅中煮透，切成条。锅中放素油烧熟后入姜丝、葱段，炒出香味，下魔芋条，烹入酱油煸炒，加骨头汤200ml，煮至汤沸、魔芋入味即成。佐餐食用。

萝卜：为植物莱菔的根，又名芦菔、地灯笼、寿星头，有白皮、红皮、青皮以及长形和圆形等不同品种，功能大致相近。

现代研究显示，萝卜中的芥子油和膳食纤维可促进胃肠蠕动，有助于粪便排出，保持大便通畅。生萝卜含辛辣的硫化物，在肠道酵解后会产生硫化氢和硫醇，硫化氢和硫醇有抑制二氧化碳吸收的作用，可产生胀气，有促进肠道蠕动的作用。

中医学认为，萝卜生者味辛甘、性凉，熟者味甘性平，入脾、胃、肺、大肠经，有清热生津、凉血止血、化痰止咳、利尿通便的作用，熟者偏于益脾和胃、消食下气，适用于消渴口干、鼻衄咯血、痰热咳嗽、咽喉肿痛、饮食不消、反胃呕吐、小便不利或气秘、阴虚秘。

萝卜性凉下气，气虚便秘及脾胃虚寒者不宜多吃，胃及十二指肠溃疡、慢性胃炎、先兆流产、子宫脱垂等患者忌食。

【用法举例】萝卜除直接食用或凉拌食用之外，也可制作成饮品、菜肴：

煮萝卜（民间验方）：萝卜洗净切成小块，用清水煮，每天食用250～500g，与晚饭同食，煮时不必加盐，也不要煮得太烂。

萝卜蜂蜜饮（民间验方）：萝卜100g洗净切碎，放在干净的纱布中，捣碎取其汁，然后用少量温开水加蜂蜜冲服。每天2次。

三鲜消滞饮（《恋爱婚姻家庭（养生）》2016年第3期）：鲜萝卜30g、山楂各20g、鲜橘皮6g洗净、切丝，放进锅中，加适量清水，用大火烧开，待煮沸后再改用小火煮20～30分钟，最后加入冰糖适量，待化，煮沸即可。直接饮用，每天1剂。适用于老年人、儿童消化功能较弱所致腹胀恶心、食欲不振、大便秘结等不适。

油焖枳实萝卜（《烹调知识》2012年第6期）：枳实10g水煎取汁，白萝卜60～100g洗净、切块，用猪油或植物油煸炒，浇入药汁，焖至烂熟，加适量精盐调味即可。佐餐食用。适用于气滞性便秘。

胡萝卜：为植物胡萝卜的肉质根，又叫胡芦菔、红芦菔、黄萝卜、红萝卜等，有红、黄两种，生、熟都可食用。胡萝卜对人体具有多方面的保健功能，被誉为"小人参"。

研究证实，胡萝卜含有膳食纤维，吸水性强，使肠道体积膨胀，是肠道中的"充盈物质"，可加强肠道的蠕动，从而起到防治便秘的作用。

中医认为，胡萝卜味甘性平，生者味甘性凉，入脾、肝、肺、大肠经，有补脾消食、补肝明目、清热解毒、下气止咳、利肠通便的作用，适用于消化不良、食积腹胀，肝虚目暗、夜盲，麻疹、痘疹发热，咳嗽气喘、咽喉肿痛，热秘、气虚秘、阴虚秘等。

【用法举例】胡萝卜除直接食用或凉拌食用之外，也可制作成菜肴、饮品、粥或甜品。

胡萝卜蜂蜜饮（《家庭医学》2002年第3期）：胡萝卜500g捣烂取汁，加适量白糖，每天1次或早、晚各1次。适用于热秘、阴虚秘。

胡萝卜土豆粥（民间验方）：胡萝卜、土豆各50g，分别洗净，并切成丁块，将粳米50g洗净置于锅中，加入适量清水熬煮至粳米将熟，加入胡萝卜丁和土豆丁煮至粳米熟烂，最后加入少许白糖调味即可。每天1次，食用。适用于气虚秘、阴虚秘。

空心菜：为植物蕹菜的茎、叶，原产于我国，主要分布在长江以南地区，也称蕹菜、通菜、筒菜、竹叶菜、藤藤菜。

研究表明，空心菜中膳食纤维的含量较丰富，由纤维素、半纤维素、木质素、胶浆及果胶等组成，具有促进肠蠕动、通便解毒的作用。

中医认为，空心菜味甘、性寒，归肝、心、小肠、大肠经，有清热凉血、利尿通便、利湿解毒等作用，适用于鼻衄、咯血、吐血、便血、痔疮出血、尿血、小便不利、妇女湿热带下、疮肿、湿疹，热秘、阴虚秘。

空心菜性寒滑利，体质虚弱、脾胃虚寒所致大便溏泄者不宜多食。

【用法举例】空心菜可制成饮品与菜肴食用。

空心菜饮（《特种经济动植物》2014年第11期）：空心菜100～200g，水煎，早、晚分服。

空心菜白糖饮（《中国食品》1988年第8期）：空心菜300g，小文火水煎，加白糖适量，早、晚分服。

空心菜炒豆角（民间验方）：空心菜150g洗净、切成长段，四季豆150g洗净、切段。油锅烧热，先炒豆角至半成熟，再入空心菜同炒，加酱油、食盐、味精适量调味，炒熟后即可。佐餐食用。

白菜：为植物白菜的叶球，古名菘菜，北方俗称大白菜，南方俗称黄芽菜。白菜原产于我国，四时常见，有"菜中之王"之美称。

现代研究显示，白菜含有丰富的膳食纤维，不但能起到润肠、促进排毒的作用，还可刺激肠胃蠕动，促进大便排泄，对防治便秘有良好的作用。

中医认为，白菜味甘、性凉，入肺、胃、大肠经，有解热除烦、生津止渴、清肺消痰、通利肠胃的作用，适用于消渴、食积、肺热咳嗽、感冒发热、小便不利以及热秘、阴虚秘。

白菜性偏寒凉，胃寒腹痛、大便溏泻者不可多食。腌白菜应腌透，但腌制时间也不宜过长，以免食入较多的易引起癌症的亚硝酸盐。消化性溃疡者不宜生食大白菜，以免粗纤维剐蹭刺激胃肠道创面。

【用法举例】白菜可制成饮品、粥品与菜肴食用。

白菜萝卜汁（《东方食疗与保健》2008年第4期）：白菜、萝卜各适量，洗净、绞汁、蒸热。每次服半杯，每天2次。适用于内热较重引起的大小便排解不利。

白菜萝卜粥（民间验方）：白菜帮、萝卜适量，切成小丁备用，先取小米适量加水煮粥，至粥八成熟时，再加入白菜丁、萝卜丁，煮至熟烂，放少许盐或香油调味即可。随意食用。

芹菜：为植物旱芹、水芹的带根全草，有旱芹、水芹两种，功能相近，药用以旱芹为佳。旱芹香气较浓，又名"香芹""药芹"，是一种脆嫩而别有风味的香辛蔬菜，不仅是家常蔬菜中的上品，而且具有一定的药用价值。

研究证实，芹菜是高膳食纤维食物，经肠内消化作用可产生一种叫木质素或肠内脂的物质，该类物质是一种抗氧化剂，高浓度时可抑制肠内细菌产生的致癌物质。它还可加快粪便在肠内的运转时间，减少致癌物与结肠黏膜的接触，达到通利大便、预防结肠癌的目的。

中医认为，芹菜味辛甘、性凉，入肝、胃、膀胱、大肠经，有清热平肝、通利小便、凉血止血、健胃止呕、润肠通便的作用，适用于肝阳上亢眩晕（类似于高血压）、风热感冒头痛，小便不利或尿血，月经先期、经量较多，胃热呕逆、饮食减少，热秘。

芹菜性凉质滑利，脾胃虚寒、大便稀软者食之宜慎。低血压患者不宜多吃芹菜。

【用法举例】芹菜可凉拌、炒制、煮汤食用，还可做成饮品直接饮用。

芹菜拌桃仁（民间验方）：芹菜250g切段，放入开水锅内焯后捞出，放入盘中，放上洗净、去皮的核桃仁50g及少许精盐、香油拌匀即成。佐餐食用。

芹菜拌竹笋（《烹调知识》2012年第6期）：芹菜100g洗净、切段，放入开水锅内焯后捞出，放入盘中，竹笋100g煮熟、切片，加少许精盐、香油拌匀即成。佐餐食用。

芹菜炒豆干（民间验方）：芹菜250g洗净、切段，豆干300g切细丝，炒锅置旺火上，倒入花生油，烧至七成热，下姜丝、葱段煸过，加精盐，倒入豆干丝再炒5分钟，加入芹菜一齐翻炒起锅即成。佐餐食用。

茭白：为植物菰的花茎经菰黑粉菌的刺激而形成的纺锤形肥大部分，又名菰菜、茭首、菰笋、茭笋、茭瓜。茭白是我国特有的水生蔬菜，与莼菜、鲈鱼并称为"江南三大名菜"。

现代研究显示，茭白含有较多的膳食纤维，有利于润肠通便。

中医认为，茭白性寒、味甘，入肝、脾、肺经、大肠经，有清热解毒、除烦止渴、解除酒毒、通利二便的作用，适用于消渴、烦热、黄疸、酒醉轻症、小便不利以及热秘、阴虚秘等证。

茭白性寒凉，有滑泄之力，脾胃虚寒者不宜多食。茭白中草酸含量较高，不宜大量长期食用，患肾病、尿路结石或尿中草酸盐类结晶较多者亦不宜食用。

【用法举例】茭白的常用的食用方法有凉拌、爆炒、烧烩、蒸炖及烧汤、煮羹等，也可制成饮品饮用，或整根水煮或烤熟后，再剥掉外皮，直接食用，或蘸酱油、沙拉酱食用。

茭白芹菜饮（《药膳食疗》2002年第9期）：茭白、芹菜各100g，洗净切片、切段，加水煎汁，代茶饮用，每天1剂。适用于头晕目眩、心烦胸闷、口干口苦、小便不利、大便干结等病证，即高血压伴有热秘证。

上汤茭白菜心（民间验方）：茭白500g洗净，切成滚刀块，在开水锅中焯5分钟捞出，控去水分；白菜心200g洗净、掰成块。起油锅，放入植物油，烧热，加葱、姜出香味，放入白菜心煸炒至断生，烹入料酒，加入牛奶50g、精盐和味精适量，汤煮沸，把茭白块放入汤内，用小火煨5分钟，淋入鸡油，盛入汤盆。饮汤食菜。适用于阴虚秘、血虚秘。

茭白猪爪通草汤（《烹调知识》2011年第5期）：茭白100g去皮、切成丁，猪爪500g剁成块，高压锅内放适量水，放入猪爪，焖盖25分钟，再放入茭白、通草20g及盐，小火煮3分钟即可。分次食完。适用于产后阴血不足所致奶水不足、大便秘结等病证。

竹笋：为植物竹子的嫩茎。竹笋在我国长江流域及南方各地均有分布，一年四季皆有，春笋、冬笋味道最佳。

现代研究显示，竹笋所含的膳食纤维有助于增加肠道水分的潴留量，促进胃肠蠕动，降低肠内压力，减少粪便黏度，促使粪便变软而利于排出，可用于防治便秘、预防肠癌。因此，竹笋也被人们誉为防治便秘的"菜王"。

中医认为，竹笋味甘、性微寒，入肺、胃、大肠经，有清热化痰、益气和胃、除烦止渴、通利水道、润肠通便的作用，适用于热病咳嗽、食欲不振、脘痞胸闷、烦热消渴（类似于糖尿病）、浮肿、腹水、热秘、阴虚秘。

竹笋中含有较多的草酸，会影响人体对钙的吸收，宜水焯后食用，儿童正处在生长发育阶段，故不宜多食，有尿路结石者也不宜食用。

【用法举例】竹笋不能生吃，可煮后凉拌，也可烧菜、炖煮、煮粥后食用。现在还有用鲜竹笋制成的笋干、玉兰片及罐头食品等，方便大家使用。

竹笋粥（民间验方）：鲜竹笋60g煮熟、切片，与粳米50～100g同煮成稀粥，加猪油或素油、食盐适量调味。分次食用。

雪菜冬笋（《医药与保健》2000年第3期）：冬笋切成滚刀片，放入锅中加清水焯后捞出，倒入碗内备用，腌渍的雪菜（即雪里蕻）75g淡化后切成细末。起油锅，放入适量植物油或猪油，先倒入雪菜末煸炒一下，再投入冬笋片一起煸炒，加水烧至雪菜与冬笋透出鲜香味，收稠卤汁即可。佐餐食用。

竹笋炖猪排（民间验方）：嫩竹笋5支煮熟、切块，猪小排500g切块，余烫去血污，将余烫过的排骨与煮过的竹笋块一起下锅，加水煮30分钟，起锅前，加少许盐调味即可。佐餐食用。

梨：为植物白梨、砂梨、秋子梨等不同品种梨树的果实，白梨如鸭梨、香梨、雪花梨、冬果梨、慈梨，砂梨如大黄梨、宝珠梨、砀山梨，秋子梨如京白梨、香水梨、南果梨等。我国是梨的原产地之一，古人称梨为"果宗"，即"百果之宗"之意，而因其鲜嫩多汁、酸甜适口，又有"天然矿泉水"之称。

梨每100g含有3g膳食纤维，多为非可溶性纤维，能帮助预防、治疗便秘。

中医认为，梨味甘微酸、性凉，入肺、胃、大肠经，有养阴生津、滋润肺胃、清热化痰、醒酒解毒、润燥通便的作用，适用于肺阴亏虚干咳少痰、咽干口燥，胃阴亏虚烦渴欲饮、消谷善饥以及痰热咳嗽、酒醉轻症、热秘与阴虚秘。

梨性寒凉，因此胃寒、寒性咳嗽、大便溏泄者和产妇不宜多食用。

【用法举例】梨可直接生食，也可榨汁饮或炖、煮后食用。

生梨蜂蜜汁（《蜜蜂杂志》2014年第9期）：生梨1个，用榨汁机榨汁后，加蜂蜜1匙拌匀，用凉开水兑成1杯。早餐时喝下，连续7天。

杏仁酿梨（《东方食疗与保健》2015年第1期）：大梨1个，洗净、削皮挖去果心，放入去皮、尖的杏仁10g与捣烂的白砂糖或冰糖30g，上笼蒸熟。直接食用，连食数日。适用于热秘、阴虚秘以及秋冬燥咳。

桃：为植物桃或山桃的鲜果，原产于我国西北地区，是我国最古老的水果之一。桃果味道鲜美，营养丰富，是人们最为喜欢的鲜果之一，常言道："宁吃鲜桃一口，不吃烂杏一筐"。

桃富含可溶性的膳食纤维、果胶，能吸收大量的水分，从而促进肠蠕动，达到防治便秘的效果。

中医认为，桃味甘酸、性微温，入肺、大肠经，有补益气血、活血消积、生津润肠的作用，适用于气血亏虚面黄肌瘦、心悸气短，瘀血肿块，气虚秘、血虚秘和阴虚秘。

桃性微温，因此平时内热偏盛、易生疮疖的人，不宜多吃。

【用法举例】桃可直接生食，也可榨汁饮或制成甜品。

炸桃片（《食品与健康》2013年第8期）：鲜桃750g洗净，削皮去核，切成片状，放入碗内，加白糖稍腌。鸡蛋5枚，打破，分别取蛋黄、蛋清，先将鸡蛋黄与适量的牛奶、面粉、白糖一起放入盆中，再加适量清水，搅成糊状，再把打成泡沫状的鸡蛋清倒进牛奶糊中，搅匀。锅放火上，加入花生油烧热，把桃片拌匀牛奶糊后放入油锅中，炸至熟透，呈黄色时捞起，装入盘内，趁热撒上糖即成。随意食用。适用于血虚秘与阴虚秘以及胃阴不足所致的口干舌燥、肺燥引起的咳嗽音哑。

桃果酱（《食品与健康》2013年第8期）：熟桃子4只去皮核，把肉刮入锅中，另加洗净的桑葚250g，白糖250g及水，共煮沸，再用小火煎至糊状，搅成浆状后，放入松子仁、核桃仁、黑芝麻末各100g，再煮沸约10分钟后，待温即可。随时取食。适用于血虚秘与阴虚秘。

荷叶炖鲜桃（民间验方）：桃子500g去皮去核，切成块，放大碗中，冰糖适量用水调化，倒入碗中，碗口用纱布包上扎好，荷叶适量剪成片状，堆放在纱布上，上笼蒸20分钟，出笼拿掉荷叶，打开纱布放凉。食桃喝水。适用于阴虚肠燥便秘与肺燥咳嗽。

苹果：为植物苹果的果实，古称柰，又叫柰子、频果、频婆、林檎、天然子。苹果品种很多，如国光、青香蕉、黄香蕉（金冠）、红星（蛇果）、嘎拉（新西兰）、红富士等均较有名。

中医认为苹果味甘酸、性凉，归脾、胃、大肠经，有清热除烦、生津止渴、益胃健脾、解酒通便的作用，适用于热病烦热、口干口渴、消化不良、轻度腹泻、饮酒过度，以及热秘与阴虚秘。

苹果中含有鞣酸（鞣酸在果皮中含量更丰富）、果胶（果胶在果肉内、特别是近果皮处含量相对丰富）、膳食纤维等特殊物质，生果胶可软化大便，膳食纤维有通便作用；鞣酸和加热后的果胶具有收敛作用，能使大便内水分减少，从而有止泻的功效。所以生吃苹果、去皮的生苹果对便秘有益；苹果加热后如炖煮、煲汤特别是连皮吃熟苹果则对腹泻有益。

【用法举例】苹果可去皮后直接生食，也可榨汁饮。

苹果胡萝卜汁（《妇女生活（现代家长）》2012年第11期）：胡萝卜2根、大苹果1个，洗净，苹果去皮，先将胡萝卜榨汁，然后将苹果榨汁，混合、搅拌，并立即饮用。便秘明显时，一天饮果汁两次，每次20ml，不加水；便秘好转后，可适当加水，但不能加热水。适用于儿童便秘。

苹果生地蜜饮（《西北园艺（果树）》2014年第10期）：先将生地黄15g煎水取汁200ml，备用，再将苹果300g洗净、去皮、去核，切碎、榨汁，最后在苹果汁内加入生地黄汁，调入蜂蜜30g，早、晚饮。适用于阴虚秘。

猕猴桃：为植物猕猴桃的果实，又名猕猴梨、狐狸桃、藤梨、毛桃、几维果与奇异果。猕猴桃营养丰富，美味可口，其中每100g果肉中维生素C的含量达100mg以上，被称为"超级水果""水果之王"。

现代研究显示，猕猴桃因含有丰富的膳食纤维（每100g含3.4g膳食纤维），能刺激肠道蠕动而促进排便，因此有很好的防治便秘的功效。香港大学医学院陈安安教授主持的一项研究显示，在连续4周每天吃猕猴桃后，54%的慢性便秘患者病症明显缓解，肠道蠕动速度加快，泻药服用也相应减少。

中医认为，猕猴桃味甘酸、性寒凉，入肺、胃、膀胱、大肠经，有清热止咳、益胃生津、和胃降逆、利尿通淋、润肠通便的作用，适用于肺热咳嗽、热病口渴、食欲减退，湿热小便不利或石淋，热秘与阴虚秘。

【用法举例】猕猴桃可直接生食，也可榨汁饮或煮后食用。

猕猴桃粥（《中国食物与营养》2005年第3期）：猕猴桃20g，大米50g，加水煮粥。一次食尽，每天1剂。适用于热秘、阴虚秘以及痔疮、石淋（泌尿系统结石）、消渴（类似于糖尿病）等病证。

果香猕猴桃羹（《食品与健康》2008年第7期）：猕猴桃4个，去皮，2个切成小丁，2个用搅拌机打成泥，一起倒入小锅中，加入清水和适量白糖，边煮边搅拌，煮开后调入水淀粉，顺时针搅拌均匀，调成中火，将1个鸡蛋打散、甩入，最后撒入少许杏仁片即可，分次食用。

香菇：为真菌香菇的子实体，又名香菰、香菌、香蕈、香信、台菌、菊花菇。香菇是世界第二大食用菌，也是我国特产之一，其营养丰富，香气沁脾，味道鲜美，因此素有"菇中之王""蘑菇皇后""蔬菜之冠"等美称。

研究表明，香菇富含膳食纤维，可增加肠道水分潴留量，促进胃肠蠕动，降低肠内压力，减少粪便黏度，使粪便变软而利于排出，有防治便秘、预防肠癌的功效。

中医认为，香菇味甘、性平，入肝、胃、肺经，有扶正补虚、健脾开胃、祛风透疹、化痰理气、解毒、抗癌、通便的作用，适用于身体衰弱、神疲乏力，食欲不振、消化不良，麻疹透发不畅、荨麻疹，咳嗽、咯痰，中毒，肿瘤，气虚秘。

脾胃寒湿气滞者禁用。

【用法举例】香菇可煸炒、炖煮或煮粥食用。

香菇烧白菜（民间验方）：鲜香菇20g去柄、切片，大白菜200g洗净、切段，将炒锅置于旺火上，放入植物油，烧至八成热，倒入大白菜和香菇，翻炒几下，加盐，炒至熟。佐餐食用。

香菇炖竹荪（《健康生活》2011年第11期）：水发竹荪150g，切去两头，洗净、切成段；水发香菇50g，去杂洗净，切厚片；水发笋片、火腿片各50g备好。炒锅上火，加猪油，将竹荪、香菇、笋片一起下锅略炒片刻，烹入黄酒，加酱油、味精、精盐、高汤炒片刻，再加高汤烧沸后，改为小火焖至竹荪熟而入味，然后用水淀粉勾芡，淋上麻油拌匀，装入盘内，上放火腿片即成。佐餐食用。

香菇牛肉粥（民间验方）：鲜香菇或干香菇2个洗净（干香菇泡软洗净）切丁，精牛肉100g切成小丁，小油菜30g洗净切碎，将花生油烧热，放入葱花与肉丁，炒到半熟，再放香菇丁，翻炒几遍再放小油菜，然后放入少许盐，炒菜之前先用100g粳米煮粥，待香菇肉菜炒至八成熟的时候，将其全部倒进即将煮好的米粥里，继续煮，直到粥熟为止。分次食用。

2）含B族维生素的食物

B族维生素的那些事

1. B族维生素的家族成员

B族维生素都是人体必不可少并且须从体外摄入的，是直接或间接管理和调节人体蛋白质、脂肪及糖类代谢不可缺少的物质。B族维生素有12种以上，被世界一致公认的有硫胺素（维生素B_1）、核黄素（维生素B_2）、烟酸（尼克酸、维生素B_3、维生素PP）、泛酸（维生素B_5）、吡哆醇（维生素B_6）、叶酸（维生素B_9）、钴胺素（维生素B_{12}）及生物素（维生素H）8种。

2. B族维生素的功能作用

众所周知，蛋白质、脂肪与糖类是人体需要量极大的宏量营养素，这三类营养素的作用重要而明显，但调节蛋白质、脂肪与糖类的酶都有B族维生素参加作用，如果没有B族维生素的参与，酶就不起作用，蛋白质、脂肪与糖类的重要作用就难以发挥。人体每天摄入蛋白质、脂肪与糖类加起来至少有500g，而8种B族维生素按人体的需要量加起来还不到100mg，只有蛋白质、脂肪与糖类总量的几千分之一，所以B族维生素作用重要，可谓"四两拨千斤"。

以下介绍几种主要B族维生素的作用：

维生素B_1（硫胺素）：主要负责糖和碳水化合物的代谢。糖是人体主要能量来源，尤其是人的大脑、肌肉要靠糖来提供活动的能量。所以，体内维生素B_1不足，轻者出现神疲乏力，甚至情绪不稳、易发脾气，胃口不好、严重便秘等，重者则会发生消化、神经和心血管诸系统功能紊乱的全身性疾病（即脚气病）。

维生素B$_2$（核黄素）： 是一种重要的酶"核黄素蛋白酶"的构成部分，人体若缺乏此种酶，则能量代谢中的氧化和还原作用就无法进行。维生素B$_2$缺乏除引起口角炎（烂嘴角）、口腔溃疡、粉刺外，亦可引起眼睛疲劳、不适、红肿、怕光，贫血，容易掉头发等。

维生素B$_9$（叶酸）： 是在脱氧核糖核酸（DNA）和核糖核酸（RNA）合成中起重要作用的营养素。叶酸对育龄妇女很重要，如缺乏会造成胎儿神经管畸形。叶酸缺乏还会引起巨幼红细胞性贫血、高同型半胱氨酸血症。高同型半胱氨酸属有害氨基酸，可损害血管，引起动脉硬化。

维生素B$_{12}$（钴胺酸）： 主管核酸和氨基酸的代谢与神经系统的完整性。维生素B$_{12}$缺乏也会引起巨幼红细胞性贫血及高同型半胱氨酸血症，同时还会引起神经系统疾病（如阿尔茨海默病等）。

3. B族维生素缺乏的原因

现实生活中，B族维生素缺乏的原因主要有以下四点：

营养搭配不科学： B族维生素主要来源于原始谷类及动物肝脏和蛋黄。营养失衡，粗细粮、荤素菜搭配不合理，或摄入量少、需求量多，均可导致B族维生素等的缺乏。

食材加工不科学： 如谷类食材工厂加工时去皮精制，加上谷米过分水洗，致使B族维生素大量损失。

烹调加工不科学： 烹调时弃汤，加碱、加醋，高温加工等均使B族维生素有不同程度的损失。例如，硫胺素、核黄素、吡哆醇在酸性溶液中稳定，遇碱和光易于分解；叶酸在酸性溶液中对热不稳定，却在中性和碱性溶液中对热很稳定；钴胺素在强酸性、强碱性和光照下，都不稳定。所以，在烹饪食物时，应注意不同食物的特点，防止B族维生素损失过多。

其他原因： 吸烟、饮酒、喝咖啡，服用安眠药、雌激素（避孕药）、抗生素，工作压力、情绪紧张、忧愁惊吓以及出汗过多等都会导致B族维生素丢失。

4. B族维生素的补充

B族维生素广泛存在于食物当中，如动物肝脏、肉类、谷类、鱼类、豆类、蛋黄类、乳制品、蔬菜、水果等都有存在。如果缺乏B族维生素，除补充相关维生素药物外，还可从相关食物中摄取。例如，维生素B_1（硫胺素）主要存在于全谷类食物以及豆类、瘦肉、肝脏、坚果中，蔬菜中含量较少；维生素B_2（核黄素）主要存在于肝脏、鸡蛋、牛奶、瘦肉中，有些蔬菜如菠菜、油菜、海带、香菇、苋菜、西红柿、白菜、豆角、土豆、红薯等也是维生素B_2的良好来源；维生素B_9（叶酸）主要存在于绿叶蔬菜及水果中，柑橘类水果中含量非常高；维生素B_{12}（钴胺酸）仅存在于动物性食品中，牛奶和鸡蛋中也有较高的含量。

B族维生素里包含十余种维生素，其中一些能调节乙酰胆碱水解的速度，维持神经的正常传导，从而维持和加强胃肠的蠕动功能及消化道的分泌功能，对防治便秘有一定功效。例如维生素B_1（硫胺素）缺乏时，乙酰胆碱水解加速，神经传导受影响，从而造成胃肠蠕动缓慢、消化液分泌减少等消化道功能障碍，影响排便功能，导致便秘。对B族维生素特别是维生素B_1缺乏者及时补充，或进食含B族维生素特别是含维生素B_1的食物，有预防或辅助治疗便秘的作用。另外，国内外多项调查证实，维生素B_1摄入量高者患直肠癌、结肠癌风险低。例如加拿大的研究证实，相比每天摄入维生素B_1低于1.06mg的受访者，每天摄入1.43mg维生素B_1的受访者患直肠癌、结肠癌的风险约降低22%。

B族维生素都是水溶性的，多余的B族维生素不会贮藏于体内而会完全排出体外，所以B族维生素必须每天补充。B族的维生素之间有协同作用，因此一次摄取全部B族的维生素要比分别摄取效果更好，但是如果各种B族维生素摄取比例不合理，则可能没有效果。

含有丰富B族维生素的食物可分为三类：一是含有丰富维生素B_1（硫胺素）的食品，主要有全谷类食物以及豆类、瘦肉、肝脏、坚果等。二是含有丰富维生素B_2（核黄素）的食品，主要有肝脏、鸡蛋、牛奶、瘦肉等。三是含有维生素B_6（吡哆醇）、维生素B_{12}（钴胺酸）以及烟酸

（维生素B$_3$）、泛酸（维生素B$_5$）和叶酸（维生素B$_9$）的食品，主要有肝脏、肉类、牛奶、酵母、鱼、豆类、蛋黄、坚果、菠菜、奶酪等。其中，第二类和第三类食物大体相同，因此可把第一类作为一组，第二类和第三类合并为一组，补充B族维生素只需组合选择两组食物，基本上就能摄取所有的B族维生素。

以下简要介绍一些常见的富含B族维生素的食物。

玉米：为植物玉蜀黍的种子，又称苞谷、苞米、棒子、玉蜀黍。玉米是粗粮中的保健佳品，对人体健康颇为有利。

玉米含维生素B$_1$、B$_2$、B$_6$及烟酸、泛酸等B族维生素，是粮食中含B族维生素较多的食物，而且还含有膳食纤维，具有刺激胃肠蠕动、加速粪便排泄的功效，对于防治便秘十分有益。

中医认为，玉米味甘、性平，入胃、大肠经，有开胃健脾、除湿利尿、润肠通便的作用，适用于食欲不振、消化不良、小便不利、水肿、尿路结石、热秘、阴虚秘等病证。

脾胃虚弱者食后易腹泻。

【用法举例】玉米可整个煮熟后直接食用，或玉米段、玉米粒烧菜、炖煮食用，或磨粗粒、细粉煮粥，或制成糕饼食用。

玉米发糕（民间验方）：玉米粉500g加水搅拌成干糊状，加入适量发酵粉拌匀，放入容器中静置2~3小时，使其发酵。取蒸屉，将发酵的玉米糊摊在笼屉的屉布上，上锅用武火蒸25分钟，即成玉米发糕，下屉晾凉切块。随意食用。

松仁炒玉米（《食品与健康》2017年第11期）：胡萝卜1个，去皮、洗净、切小丁，与甜玉米粒50g一同放入沸水中焯熟。炒锅烧热，放入植物油，再放入松仁20g，略炸即可出锅。锅中放入少许高汤，加盐、糖等调料，放入焯好的玉米粒、胡萝卜丁，并用湿淀粉勾芡，出锅时撒上松仁即可。佐餐食用。

燕麦：为植物燕麦的种子，一般分为带稃型和裸粒型两大类。世界各国栽培的燕麦以带稃型的为主，常称为皮燕麦，《本草纲目》中称之为雀麦、野麦子；我国栽培的燕麦以裸粒型的为主，常称裸燕麦，华北地区称为莜麦，西北地区称为玉麦，西南地区称为燕麦、莜麦，东北地区则称为铃铛麦。

皮燕麦与裸燕麦的营养价值与保健作用基本相同，但皮燕麦的β-葡聚糖含量较高，能预防和治疗由高血脂引起的心脑血管疾病，对降低血脂和血清胆固醇有明显的的作用；裸燕麦的蛋白质、不饱和脂肪酸含量高，有降低胆固醇和预防心脏病、糖尿病的功效。燕麦的医疗价值和保健作用，已被古今中外医学界所公认，在美国《时代》杂志评出的十大健康食品中，燕麦名列第五。

燕麦富含B族维生素，其中维生素B_1和B_2含量都很高，还含有烟酸、泛酸和叶酸，水溶性膳食纤维分别是小麦和玉米的4.7倍和7.7倍，因此其防治便秘的作用也很明显。

中医认为，燕麦味甘、性平，入肝、脾、胃经，有益肝和胃的作用，适用于肝胃不和所致的食少、纳差、大便不畅。

燕麦虽然营养丰富，但一次不可吃得太多，否则有可能造成胃痉挛疼痛或腹部胀气。

【用法举例】皮燕麦、裸燕麦可做成即食燕麦片用开水或牛奶冲服，或煮粥食用；裸燕麦舂去皮可制成面粉做面条或面点食用。

肉末麦片粥（《东方食疗与保健》2007年第10期）：瘦猪肉150g洗净切成小丁、剁成茸，加入精盐、绍酒、鸡蛋液、湿淀粉调成肉糊，燕麦片150g加入250ml水浸透，再加入500ml水，用小火煮成粥状，再徐徐调入肉糊，加入精盐、味精、胡椒面，煮沸淋上熟猪油、撒上葱末即成。随意食用。

红薯燕麦粥（《中国食品报》2009年9月4日）：红薯200g洗净泥沙后削去外皮，切成1cm大的小丁放入煮锅里，加入适量水煮熟，放入即食燕麦片50g同煮3分钟，根据需要调入适量白糖，搅匀后即可。随意食用。

黄豆：为植物大豆的成熟黄色种子，又称大豆、黄大豆。青熟时带荚采收作为蔬菜使用则称为毛豆（因荚上有细毛，故称毛豆）。黄豆营养丰富，尤其是干黄豆中含高品质的蛋白质约40%，被称为"豆中之王""植物肉""绿色的乳牛"。此外，还含有维生素A、维生素B、维生素D、维生素E及钙、磷、铁等矿物质，为理想的补益食疗之品。

研究证实，黄豆中富含B族维生素和膳食纤维，能促进肠道蠕动，利于粪便的排泄。此外，黄豆富含的蛋白质，还能给胃肠以动力，也利于粪便的排泄。因此适量食用黄豆，有防治便秘、预防肠癌的作用。另外，黄豆等豆类食品含水苏糖与棉仔糖等聚糖，该类糖不能被消化，容易被微生物发酵产气，故适量食用有产气鼓肠而促进肠道蠕动的功效。

中医认为，黄豆味甘、性平，入脾、胃、大肠经，有健脾益气、祛湿利水、解毒消肿、宽中导滞的作用，适用于神疲乏力、消瘦食少、水肿浮肿、小便不利、疮痈肿毒、气虚秘、阴虚秘等病证。

黄豆较难消化，所以每次食用之不宜过量。

黄豆芽虽源于黄豆，但营养却更胜黄豆一筹。与黄豆相比，黄豆芽蛋白质和淀粉含量虽有所降低，但生物利用率却大大增高；B族维生素含量均有所增加，同时还含维生素C。此外，中医认为黄豆芽性寒凉，适用于热秘、阴虚秘。

【用法举例】黄豆可炒酥后直接食用，或炖煮食用。毛豆可煮后食用，或取出毛豆米烧菜食用。黄豆芽可凉拌、炒菜或煮汤食用。

黄豆炖猪排（民间验方）：黄豆500g洗净，清水浸泡5小时备用，猪小排1000g洗净、斩块，放入砂锅内，加入葱段、姜片、酱油、料酒和适量水，煮开后，撇去浮沫，再加入泡软的黄豆，用小火炖到黄豆酥烂、排骨肉脱骨即可。食用时加些精盐、味精，盛入大碗内，撒上青蒜末即成。佐餐食用。

豆芽雪菜豆腐（《祝您健康》2006年第10期）：黄豆芽250g洗净，豆腐200g切成小块，雪菜100g洗净切碎。炒锅中放入植物油，油烧热，放入黄豆芽炒香后加水适量，在大火上烧开，待豆芽烂时放入雪菜、豆腐，改小火炖熟。佐餐食用。

绿豆芽：为植物绿豆的种子经浸罨后发出的嫩芽，又名巧芽、豆芽菜、如意菜、掐菜、银芽、银针、银苗、芽心。食用芽菜是近年来的新时尚，芽菜中以绿豆芽最为便宜，而且营养丰富，是自然食用主义者所推崇的食品之一。

现代研究显示，绿豆芽含有大量的膳食纤维和B族维生素，能宽肠通便，帮助机体及时排泄代谢毒素，有防治便秘、预防肠道疾病的发生。

中医认为，绿豆芽味甘、性凉，入心、胃、大肠经，有清热消暑、解毒利尿、润肠通便的作用，适用于暑热烦渴、轻度醉酒、小便不利、热秘与阴虚秘。

绿豆芽性寒凉，脾胃虚寒者不宜多吃。烹调绿豆芽时加点醋，既可减少B族维生素的流失，又可除去豆腥气。

【用法举例】绿豆芽可凉拌、炒菜、煮汤食用。

凉拌绿豆芽（民间验方）：绿豆芽250g先用水浸泡一会儿，掐去芽和根，只留下嫩梗，约3.5cm长，洗净，在水锅内焯半分钟，急速捞出，立即放入凉水中过凉，控净水分。将豆芽倒入盘中，加盐、味精、醋、香油适量拌匀即成。佐餐食用。

炒绿豆芽（《家庭（育儿）》2006年第12期）：绿豆芽500g去根、洗净，韭菜75g择洗干净，切成3cm长的段。炒锅上火，注入植物油烧热，加入韭菜段、豆芽菜翻炒几下，烹入醋，加入精盐、味精，快速炒至熟即成。佐餐食用。

猪肝（羊肝、鸡肝）：为猪（羊、鸡）的肝脏，营养价值很高，含有丰富的蛋白质、维生素A和B族维生素以及钙、磷、铁、锌等矿物质。其中B族维生素可防治便秘，蛋白质及动物性铁质可防治贫血。

中医认为，猪肝味甘苦、性温，入肝经，有养肝明目的作用，适用于肝虚目昏、夜盲，血虚面色萎黄，血虚秘等病证。

食用猪肝宜适量，不要食用过多。

【用法举例】猪肝可炖煮或煸炒食用。猪肝可用羊肝、鸡肝等动物肝脏代替。

猪肝炒白菜（民间验方）：鲜猪肝150g、白菜250g、青椒20g，洗净、切片，备用。锅内放油，烧至七成熟，放入猪肝，撒上胡椒粉，用大火炒熟，盛出；锅内重新倒油，待油烧热，放入姜片、青椒、白菜，炒至八成熟，最后放入炒熟的猪肝，加盐、味精翻炒即可。佐餐食用。适用于血虚秘、热秘。

猪肝菠菜汤（《中药材》1996年第5期）：鲜猪肝150g切成薄片，与适量食盐、味精、水淀粉拌匀；菠菜150g洗净，在沸水中烫片刻，脱去涩味，切段。清汤（肉汤、鸡汤最好）烧沸，加入拍破的生姜、切成短节的葱白、熟猪油适量，煮几分钟后，放入拌好的猪肝及菠菜，至猪肝片、菠菜煮熟即成。中、晚餐作菜汤食用。适用于血虚秘。

鸡蛋：为动物鸡的卵，又名鸡卵、鸡子。鸡蛋含有人体需要的几乎所有的营养物质，故被人们称作"理想的营养库"，营养学家称为"完全蛋白质模式"。

鸡蛋中含有大量的维生素和矿物质及有高生物价值的蛋白质，其中B族维生素可防治便秘，蛋白质与及动物性铁质可防治贫血。

中医认为，鸡蛋味甘、性平，入脾、胃、肺经，有补阴益血、除烦安神、补脾和胃的作用，适用于产妇乳少、孕妇胎动不安、眩晕夜盲、失眠烦躁、形体消瘦、食欲不振、失音咽痛、血虚秘与阴虚秘等病证。

【用法举例】鸡蛋可煮、炒、做汤食用，也可冲饮。

鸡蛋花蜂蜜（民间验方）：鸡蛋1个，打开，倒入碗中，用筷子搅成糊状后，用沸水冲成鸡蛋花，喝时再加入蜂蜜或香油1羹匙，搅匀。每天清晨空腹喝。

韭菜炒鸡蛋（《中国食品》（1995年第11期）：韭菜100～150g洗净、切小段，鸡蛋2个打破后在碗里打匀，油锅烧热后放入适量植物油，将搅匀的鸡蛋放锅里面先煎成大块鸡蛋，再放入韭菜与鸡蛋一起炒熟，加精盐调味即可。佐餐食用。

牛奶：为动物黄牛或水牛的乳汁，又名牛乳。牛奶营养丰富、容易消化吸收、物美价廉、食用方便，是"接近完美的食品"，被称为"白色血液"。

牛奶含有优质蛋白质、钙、多种B族维生素。其中，B族维生素可防治便秘，蛋白质可防治贫血。

中医认为，牛奶味甘、性微寒，入心、肺、胃经，有补虚损、益肺胃、生津润肠的作用，适用于久病体虚、身体消瘦、噎膈反胃、消渴、血虚秘、阴虚秘等病证。

酸奶是将乳酸菌加入到消毒鲜牛奶中，在适当温度下发酵过程中乳糖分解成乳酸，促使奶中酪蛋白逐渐凝固，形成气味清香的酸奶，其保留着牛奶的全部营养成分，但更能促进消化，可提高人体对各种养分的吸收。

干酪是在牛奶中加入适当的乳酸菌发酵剂或凝乳酶使蛋白质凝固并加盐，压榨排出乳清之后的产品，是一种营养价值很高的发酵乳制品，是牛奶中营养物质的高度浓缩，被誉为"奶黄金"。

鲜牛奶中蛋白质的含量主要是酪蛋白，酪蛋白易在胃内形成较大的乳凝块，婴儿年龄较小，消化能力较弱，对乳凝块难以消化，因此在胃肠道内停留的时间较长，水分被肠壁吸收充分，因而用牛奶或奶粉人工喂养的婴儿容易发生便秘。但这是可以预防的，如将鲜奶稍加稀释，以利于消化吸收；在鲜奶内适当加入蔗糖或蜂蜜，以加强肠内发酵，使粪便酸性增加则大便变软易于排出；鲜奶要煮沸后饮用，可达到灭菌的要求，并且使奶中的蛋白质变性，使之在胃内不易凝成大块，但煮沸时间也不宜过长，以免活性酶及维生素的被破坏。若用奶粉人工喂养，则应注意选择适合的奶粉，如添加了低聚糖、益生菌的奶粉有助于防止便秘；给宝宝喂完奶后再喂点白开水，既能清洁口腔，又及时补充了水分，水是最经济、最方便的软便剂，可有效防止便秘。

【用法举例】牛奶（消毒奶）、酸奶可直接饮用，或牛奶加热后再喝。奶酪最经典用法的就是配上红酒直接食用，也可夹在面包、饼干、汉堡包里一起吃，或与面条、色拉拌食。

牛奶蜂蜜（《家庭医药（快乐养生）》2012年第4期）：牛奶250ml煮沸后待温，加蜂蜜1汤匙，搅匀，每晚睡前饮用。

牛奶麦片粥（《东方食疗与保健》2007年第10期）：燕麦片50g用少量冷水浸泡软化，牛奶500g倒入锅内烧开后，放入麦片煮成粥，加入白糖调匀即成。直接食用，每天1次。

3）**产气鼓肠食物**：有产气鼓肠作用的食物在肠道内发酵会产生气体，适量选择使用该类食物，借其产气鼓肠的作用，增进肠道蠕动，有利于肠道排便。常用的产气鼓肠通便食物有洋葱、生葱、生蒜、生萝卜、生黄瓜、芥蓝、芋头、红薯、土豆、山药。

以下简要介绍几种常用的产气鼓肠食物（有重复作用、已介绍过的其他类别食物不再介绍）。

洋葱：为植物洋葱的鳞茎，又称球葱、圆葱、葱头、玉葱、皮牙子。欧美国家誉之为"菜中皇后"。

洋葱不仅含膳食纤维、B族维生素，同时含可产生气体的基质，该基质在消化道正常菌群的作用下易产生气体。因此，洋葱有促进胃肠蠕动、防治便秘的功效。

中医认为洋葱味辛甘、性微温，入肺、胃、大肠经，有健胃消食、解毒杀虫、宽肠通便等作用，适用于胃胀胃痛、食欲不振，痢疾肠炎、虫积腹痛、创伤溃疡、赤白带下、气秘等病证，特别适用于肠无力症及非痢疾肠炎，即便秘与便溏交替出现的病症。现代用于高血压病、高血脂症、糖尿病等的保健。

洋葱味辛辣，易耗气伤津、化热生湿，故体质素虚、痰湿火旺之人不宜过量食用。

【用法举例】洋葱可生食或炒菜、炖煮后食用。一般生吃用白洋葱，熟吃用紫洋葱。

洋葱糯米粥（《中国医药报》2015年5月23日）：洋葱半个，洗净、切丝，糯米100g放锅中煮粥，煮至快熟时加入洋葱丝略煮即可。晾温食用。适用于气秘及伤风感冒所致鼻塞头痛。

洋葱拌木耳（民间验方）：洋葱半个、青椒1个切丝，黑木耳3～4朵泡发、去根、掰小朵，放沸水中焯烫2分钟至熟，捞出放凉。大蒜3瓣拍碎，放入盐、醋、白糖、味精调成汁，倒入洋葱、青椒丝与黑木耳，拌匀即可。佐餐食用。

黄瓜：为植物黄瓜的果实，又名青瓜、胡瓜、王瓜、刺瓜。

黄瓜含B族维生素、膳食纤维，易产气，有增强胃肠蠕动、防治便秘的作用。

中医认为黄瓜味甘、性凉，入肺、胃、大肠经，有清热解毒、生津止渴、利尿消肿、润肠通便的作用，适用于热病口渴、咽喉肿痛、水火烫伤、水肿尿少、热秘与阴虚秘等病证。

黄瓜性凉，脾胃虚弱、腹痛腹泻、肺寒咳嗽者均应少吃。

【用法举例】黄瓜可直接食用，也可凉拌、炒菜、煮汤食用。用于便秘者宜连皮生吃。

盐渍黄瓜（民间验方）：黄瓜500g去籽洗净、切成薄片，精盐腌渍30分钟，用冷开水洗去黄瓜的部分咸味，水控干后，加糖、醋适量腌1小时即成。佐餐食用。

豆腐黄瓜汤（《家庭中医药》2008年第6期）：黄瓜150g洗净切片，竹叶5g洗净，备用。豆腐250g切块，入油锅煸炒后，加水、精盐、高汤炖煮至入味，加入黄瓜片、竹叶煮开即可。佐餐食用。适用于热秘以及暑热所致口渴多饮等病证。

芋头：为植物芋的根茎，又名芋魁、芋艿、芋奶、毛芋、水芋、土芝。芋头有红芋、白芋、九头芋（狗爪芋）、槟榔芋（荔浦芋）等品种。

其中，槟榔芋是芋头中的上品，可以直接食用。

芋头富含膳食纤维，并有产气作用，也含B族维生素，有增强肠蠕动，预防和治疗便秘的作用。

中医认为，芋头味甘辛、性平，入胃经、大肠经，有健脾补虚、散结解毒、宽肠通便的作用，适用于纳少乏力、瘰疬、赘疣、腹部肿块、肿毒、鸡眼、气虚秘与气秘。

芋头生品有毒，味辛麻口，不可食用。

【用法举例】芋头既可作为主食蒸熟蘸糖食用，又可制作菜肴、点心或煮粥食用。

芋头粥（民间验方）：芋头250g去皮、切块，与大米50g加水煮粥，用油、盐适量调味后，直接食用。

芋头鸡（《饮食科学》2013年第3期）：母鸡1只，收拾干净，斩成小块，热水中氽烫去腥污；芋头400g清洗干净，削皮后切成块。将锅置于火上，放入适量植物油，将鸡块下锅翻炒，倒入酱油上色，加入葱、姜和八角茴香，倒入适量热水、酒酿，大火烧开后转小火炖煮15分钟；将芋头放入锅中和鸡块一起炖煮半小时，炖到芋头软糯时，加入精盐调味，接着炖煮，直到汤汁收紧，即可关火出锅。佐餐食用，食肉喝汤。适用于气虚秘。

山药：为植物山药的根茎，又名薯蓣、山芋、山薯、土薯，以古怀庆府，今河南焦作境内所产山药质量最好，习称"怀山药"，另有江苏、安徽等地所产山药则称淮山药。

山药含淀粉较多，易产生胀气，还含有膳食纤维、B族维生素，有促进胃肠蠕动、防治便秘的作用。另外，山药含钾较高，钾与肠道黏膜的神经活性有关，也可促进肠道的运动。

中医认为，山药味甘稍酸、性平，入脾、肺、肾经，有补脾养肺、固肾益精的作用，适用于脾虚泄泻、食少浮肿、肺虚咳喘、消渴、遗精、带下、尿频及气虚秘。

【用法举例】山药食用既可炒、熘，又可炖、烧，还可煮粥。

山药大枣粥（《百姓生活》2015年第10期）：山药60g切成丁，与大枣20g、粳米100g，加水煮成稀粥，白糖调味后食用。

山药木耳骨头汤（民间验方）：山药500g洗净，放入沸水中焯一下，去皮后切成滚刀块，入清水中漂洗干净。砂锅内放入山药块、水发木耳25g、骨头汤100ml及葱段、姜片、料酒适量，用旺火烧沸，淋上香油，改用小火炖至山药块断生，最后加盐、味精稍炖至山药块熟烂即可。佐餐食用。

4）油脂滑肠食物

油脂能直接润肠通便，其分解产物又有刺激肠蠕动作用，因此可使大便通畅。此类食物目前多用植物油脂食物，如花生、芝麻、核桃、松子仁及花生油、芝麻油、菜籽油、豆油等。

3．食疗药膳方

药膳是在中医学理论指导下，由食物或药物与食物相配伍构成，采用传统制作工艺和现代加工技术，制成的一种既能果腹、满足人们对美味食品追求，同时又有保健、预防、治疗作用，美味可口，色、香、味、形俱佳的特殊膳食品。食疗是以膳食作为手段以防病治病的手段。

历代食疗所涉及的膳食主要是药膳，即药膳的范畴基本涵盖了古代食疗的全部内容，因此一般情况下药膳与食疗两者可以互替代称，或合称为食疗药膳。

食疗药膳

1．食疗与药膳的异同

药膳最早见于《后汉书·烈女传》，但历代提及较少。食疗在春秋战国时期的《黄帝内经》与东汉时期的《伤寒杂病论》中都有记载和运用，对后世影响最大的是唐代孙思邈的《千金要方》，历代提及较多。

一般情况下药膳与食疗两者可以互替代称，或合称为食疗药膳。

药膳与食疗的不同有三点：一是药膳是近代的叫法；食疗是传统的称呼。二是药膳的内涵较小，由药物与食物两部分组成；食疗

的内涵较大，包括药膳在内的所有膳食，即食疗既可单独由食物制成，又可以食物为基础、加上适当药物制成。三是药膳表达的是膳食形态概念；食疗表达的是膳食功能概念。

2. 食疗药膳的分类

食疗药膳按功效作用一般可分成保健类、预防类与治疗类三类，其中保健类具体又可分为强身、健美、益寿、增智与美容五种。

食疗药膳按制作方法一般可分成菜肴类、粥饭类、面点类、茶饮类、药酒类、果品糖果类、膏滋类与汤羹类八类。

3. 食疗药膳的特点

一是注重整体，强调辨证施膳：食疗药膳学是中医学的一个分支学科，因此中医学的特点就是食疗药膳学的特点，即中医学的"整体观念""辨证施治"特点即为食疗药膳学的"注重整体""辨证施膳"的特点。

二是防治兼宜，重在保养脾胃：食疗药膳是特殊膳食品，能激发患者食欲，为胃所喜，所以重点是保养脾胃。食疗药膳既可强身防病，又可治疗疾病，预防疾病和健身养生的效果显著，治疗疾病主要用于慢性病的治疗或辅助治疗。

三是良药可口，老人儿童尤宜：药剂包括汤剂、丸、散、膏、丹，苦涩异味，良药苦口，而食疗药膳药食结合为膳食，良药可口，尤其适宜于老年人、儿童患者。

以下按便秘虚实两大类七个证型，介绍一些简便易用的食疗药膳方。

（1）**热秘**：主要表现为大便干结、排便困难、排便间隔时间延长，伴腹胀腹痛、口干口臭、面红心烦、小便短赤，舌红、苔黄燥、脉滑数。患者身体多为热底儿，经常嗜酒，或过食辛辣刺激、肥甘厚味即会发病。

食疗药膳方举例如下：

1）生军茶

【来源】《茶饮药酒方集萃》。

【组成】生大黄（别名生军）4g，白糖适量。

【制法用法】生军以沸水冲泡5分钟，加白糖适量调味。代茶频饮，每天1～2次。

【功效】通便泻热，适用于热秘证。

【组方诠解】方中大黄又名"将军"，味苦性寒，入胃、肠等经，有通便泻热的作用。辅料白糖在本方主要为矫味剂，用白糖而不用红糖是因为白糖有清热作用，正合热秘的病机。

现代研究认为，大黄产生泻下作用的有效成分是蒽醌苷，作用原理是通过刺激肠壁来增进推进性肠蠕动。临床实践证明，大黄泻下作用的大小快慢与诸多因素有关：一是大黄炮制与否，生者泻力快而强，制熟者泻力缓而弱。二是一次性用量的大小，应用大剂量（1～5g）时出现泻下，应用小剂量（0.05～0.3g）时则出现便秘。三是同等量服用时间的长短，若短时间内一次性使用较大量的生军，则泻下作用快而猛；反之，较长时间内多次服用少量的大黄，则泻下作用较为缓和。由于本方很好地把握了用量为大剂量，原料为生用，制法、用法为水冲泡、代茶长时间饮服，使本方既有泻下作用，作用又太过。

【注意事项】①生大黄有泻下作用，制熟者泻力缓而弱，因此一定要用生大黄。②脾胃虚寒而食少便溏者慎用，妇女在月经期、妊娠期、哺乳期禁用。

2）桃花粥

【来源】《家塾方》。

【组成】桃花6g，生大黄3g，粳米50g，红糖适量。

【制法用法】以水200ml先煎桃花，煮取120ml，再放入大黄，煮取60ml，汁液备用。再将粳米煮粥，待粥将熟时加入备用的药汁，略煮片刻即可，服用时可稍加红糖调味。随意饮用，每天1～2次。

【功效】通便泻热、行气活血，适用于热秘证，尤其适用于阑尾炎腹痛、发热或不发热而伴有便秘的病证。

【组方诠解】方中桃花味苦性平，入心、肝、大肠经，有行气活血、通利二便的作用，如明朝医药学家李时珍在《本草纲目》记载："桃花，性走泄下降，利大肠甚快，用以治……大小便闭塞者，则有功无害。"大黄为通便泻热的猛药，但在本方中用量较小，又制成米粥，攻下作用得以缓和。粳米味甘性平，健脾益气，与桃花、大黄合用煮成粥方，可使攻下而不伤正气。另外，桃花粥适用于阑尾炎伴有便秘的病证，证属气滞血瘀，因此用性温通脉止痛的红糖调味。

【注意事项】本方对于阑尾炎等急腹症患者，只可作为辅助治疗，不可因依仗本方而贻误病情。

3）竹笋拌芹菜

【来源】《烹调知识》（2012年第6期）。

【组成】鲜嫩竹笋、芹菜各100g，调料适量。

【制法用法】竹笋煮熟后切丝，芹菜开水略焯、切段，两丝相合，加入适量熟食油、食盐、味精调味。佐餐食用，每天1～2次。

【功效】清热、平肝、通便，兼以行气活血，适用于热秘证，尤其适用于高血压头晕、头痛、口苦伴有便秘的病证。

【组方诠解】竹笋甘寒，入肺、胃、大肠、膀胱经，有化痰下气、和中益胃、通利二便的作用。清代医学家家王孟英在《随息居饮食谱》指出："竹笋，其性甘凉，舒郁清肺，降浊升清，开膈清痰，乃素食中之冠首也。"芹菜甘苦微寒，入肝、胃、大肠、膀胱经，有清热平肝、通利二便的功效。二者相合，气味鲜香，清爽适口，并且均富含膳食纤维，可刺激胃肠蠕动，促进排便。同时，竹笋和芹菜也都有降压的作用，因此特别适用于高血压伴有便秘的病证。

【注意事项】脾虚胃寒而食少便溏者不宜多食。

4）决明子炒茄子

【来源】《东方药膳》（2006年第6期）。

【组成】决明子20g，长茄子150g，青椒1个，调料适量。

【制法用法】决明子捣碎，加水煎煮，取汁；茄子洗净、切块；青椒洗净、切丁；生姜、葱洗净、切碎。起油锅，锅热后放入适量植物油，先炒茄子，至熟，放入葱姜、青椒及精盐、酱油煸炒片刻，最后兑入决明子汁，煸炒均匀即可。佐餐食用，每天1～2次。

【功效】清热通便、活血消肿，适用于热秘证，尤其适用于高血压头痛目胀、痔疮疼痛出血伴有便秘的病证。

【组方诠解】决明子味甘苦、性微寒，入肝、大肠经，有清肝明目、润肠通便的功效。现代研究显示，决明子有比较明显的降压作用。茄子甘、凉，入脾、胃、大肠经，有清热活血、止痛消肿的作用。明代云南医药学家在《滇南本草》中记载："（茄子）散血……，消肿宽肠……，治肠风（以便血为主证的疾病）下血不止及血痔。"两者相合，具有清热通便、活血消肿的功效，适用于热秘证特别是高血压或痔疮伴有便秘的病证。

【注意事项】决明子宜打碎入药，以利于有效成分析出，但煎煮时间亦不宜过久，否则有效成分破坏，作用会下降。

5）番泻叶蛋汤

【来源】《烹调知识》（2012年第6期）。

【组成】番泻叶5~10g，鸡蛋1个，菠菜200g，调料适量。

【制法用法】鸡蛋打入碗中搅散，菠菜在沸水中略焯、切段，备用。番泻叶与清水共煎，去渣取汁放入锅中，大火煮沸后，下菠菜段，沸后徐徐加入蛋液，稍沸，调入适量食油、食盐便可。佐餐食用，每天1~2次。

【功效】通便泻热，适用于热秘证。

【组方诠解】番泻叶通便泻热。菠菜味甘、性凉、质滑，有养血润燥、滑肠通便的作用，富含膳食纤维，可刺激胃肠蠕动、促进排便。鸡蛋甘平，入脾、胃、肾经，为血肉有情之品，有益气补中、养血益精的作用。三者配伍，既有通便泻热的功效，又能兼养脾胃，适用于热秘证。

【注意事项】妇女在月经期、妊娠期、哺乳期（尤其是妊娠期）禁用。

（2）**冷秘**：常见表现为大便艰涩、排出困难，伴腹部冷痛、不喜按压，手足不温，恶心呕吐，舌苔白腻、脉弦紧。患者身体多为冷底儿，或感受寒冷病邪，或过食寒凉饮食即会发病。

食疗药膳方举例如下：

1）**糖蜜红茶**

【来源】《药膳食谱集锦》。

【组成】红茶5g，红糖、蜂蜜适量。

【制法用法】红茶放保温杯中，沸水冲泡，盖盖闷泡5~10分钟，调入红糖、蜂蜜。趁热频饮，饭前饮用，每天1～2次。

【功效】温里散寒、通便止痛，适用于冷秘证。

【组方诠解】红糖甘温，入肝、脾、胃经，有补中止痛、温里通便的作用。清代医学家汪绂在《医林纂要》中记载：红糖"暖胃，补脾……活血，润肠"。红茶性温热，叶亦轻扬，具有发汗解表、温中散寒的功效，同时现代研究证实其可使胃肠功能兴奋、运动加强、分泌增多，对于胃肠功能低下、消化力弱的病症尤为适宜。蜂蜜味甘性平，入脾、胃、肺、大肠经，有调补脾胃、缓急止痛、润肺止咳、润肠通便的功效。三者配合，既解表寒，又温脾胃，还有活血止痛、润肠通便的作用，适用于感受寒冷病邪或过食寒凉饮食所致头痛身痛、腹部冷痛、手足不温而伴有大便艰涩、排出困难的病证。

2）薤白粥

【来源】《食医心镜》。

【组成】薤白10～15g（鲜者30～50g），粳米100g。

【制法用法】薤白与粳米同煮成粥。温食，每天1～2次。

【功效】温里散寒、通便止痛，适用于冷秘证，特别适用于肥胖体质患有冠心病伴有便秘的病证。

【组方诠解】薤白味辛苦、性温热，入肺、胃、大肠经，有温阳散寒宽胸、行气导滞通便的作用。粳米甘平，既补益脾胃、促进胃肠蠕动，又顾护胃气，以防辛苦伤胃。因此，本方可用于形体肥胖感受寒冷病邪所致胸闷胸痛、胃胀胃痛、面白肢冷、大便艰涩、排出困难的病证。

3）葱白胶蜜汤

【来源】《仁斋直指方》。

【组成】葱白3根，阿胶6g，白蜜2匙。

【制法用法】葱白切段，加水煎煮5分钟，去葱白，加入阿胶、白蜜化开。温服，每天1次，连服数天。

【功效】散寒通阳、润肠通便，适用于冷秘证，尤其适用于老年人血虚肠燥、外感寒凉病邪所致头晕头痛、腹部隐痛，或心悸失眠、手足不温，兼有便秘的病证。

【组方诠解】葱白即葱头，味辛性温，入肺、胃经，有散寒通阳作用。明代医学家缪希雍在《本草经疏》中指出："葱，辛能发散，……能通上下阳气，故外来怫郁诸邪，悉皆主之。"阿胶具有补血滋阴、润肠通便的功效。蜂蜜甘平，具补虚养正、润肠通便之功，同时又可矫正口味。三者配伍，既能散解寒邪、通阳止痛，又可补血滋阴、润肠通便，适用于冷秘证，特别适用于老年人血虚体质外感寒凉病邪所致便秘的病证。

【注意事项】葱和蜂蜜相互抵触的说法一直在民间流传，也有葱和蜂蜜一起吃危害健康，甚至引起死亡的文字记载。南京大学生命科学学院著名生物化学家、营养学家郑集教授曾通过实验证明，大葱与蜂蜜并不相克，食用葱与蜂蜜引起死亡的原因，并不是因为这两种食物同食相克，而是因为吃了有毒的蜂蜜中毒引起的。因此，食用蜂蜜必须选择正规厂家生产有质量安全标志的精制蜂蜜。

（3）**气秘**：常见表现为大便干结或不甚干结、欲便不得或便而不爽，伴腹胀肠鸣，打嗝、放屁较多，胸胁胀闷，食欲不振、食量减少，舌苔薄腻、脉弦等。患者平时多有忧愁思虑、抑郁恼怒，或久坐少动，每于情绪不佳时即会发病。

食疗药膳方举例如下：

1）橘皮杏仁饮

【来源】《杂病源流犀烛》。

【组成】橘皮、甜杏仁各10g，白糖或蜂蜜少许。

【制法用法】上两味加水煎煮15分钟，加少许白糖或蜂蜜调味。代茶饮服，每天1～2次。

【功效】顺气导滞、润肠通便，适用于气秘证。

【组方诠解】橘皮味辛性温，入肺、胃经，有顺气导滞、通腑降浊的作用。甜杏仁味甘微苦、性微温，入肺与大肠经，既降肺气，也通大肠，因富含脂肪，故有润肠通便的作用。金元时期著名医学家张元素在《珍珠囊》中指出："（甜杏仁）利胸膈气逆，润大肠气秘。"白糖或蜂蜜均为矫味剂，蜂蜜还有润肠缓泻之功。诸味合用既能顺气导滞，又可润肠通便，因此主治气秘证。

【注意事项】苦杏仁有小毒，婴儿慎用。无甜杏仁时，可用苦杏仁代用，但需去皮、去尖，并用凉水浸泡一夜后再使用。

2）佛手丹参饮

【来源】《家庭保健报》（2011年3月3日）。

【组成】佛手10g，丹参15g，核桃10g，冰糖适量。

【制法用法】以上各味加水煎煮20分钟，加少许冰糖调味。代茶饮服，每天1次。

【功效】理气和血、润肠通便，适用于气秘证，尤其适用于高血压、冠心病及女性患者情志郁结引起气血阻滞所致的便秘。

【组方诠解】佛手味辛苦、性温，入肝、脾、胃等经，有疏肝健脾、理气和中的作用。丹参味苦微寒，入心、肝经，有活血祛瘀、养血安神的作用。清代医学王秉衡在《重庆堂随笔》中记载："丹参，降而行血，血热而滞者宜之。"核桃既可润肠通便，又能活血祛瘀。冰糖既可做矫味剂，又能润肠通便。诸味合用，既可理气行滞、活血祛瘀，又养血补血、润肠通便，因此适用于高血压、冠心病及女性患者情志郁结引起气血阻滞所致的便秘。

3）二仁通幽饮

【来源】《叶氏医案》。

【组成】郁李仁6g，桃仁9粒，小茴香1.5g，当归尾5g，红花1.5g。

【制法用法】以上各味加水煎煮20分钟。代茶饮服，每天1次。

【功效】理气活血、润肠通便，适用于气滞血瘀便秘证，特别适用于跌仆外伤或手术后腹部胀满、大便困难、舌黯或有瘀点瘀斑、脉沉涩等病证的治疗。

【组方诠解】郁李仁入大小肠经，有行气宣滞的作用；桃仁入心、肝、肺及大肠经，有活血化瘀作用。"二仁"均为种仁而富含油脂，故有润肠通便的功效。小茴香辛温，有行气、散寒、通脉的作用。当归尾、红花具活血化瘀的作用。诸味合用，有理气活血、润肠通便的作用，适用于气滞血瘀便秘证。

4）木香槟榔粥

【来源】《医药与保健》（2009年第9期）。

【组成】木香、槟榔各5g，粳米100g，冰糖适量。

【制法用法】先用水煎煮木香、槟榔，去渣留汁。再入粳米煮粥，粥将熟时加冰糖适量，稍煎化开即可。温食，每天1~2次。

【功效】顺气除胀、导滞通便，适用于气秘证。

【膳方解析】木香味辛苦、性温，入肝、胆、脾、胃及大肠经，有行气止痛、温中和胃的作用。槟榔辛苦温，入胃、大肠经，有消积行气的作用。《本草纲目》指出，槟榔"治心（胃）腹诸痛，大便气秘"。粳米健脾益气，可防槟榔破气太过。冰糖性平，有养阴生津的作用，既可矫味，又能润肠通便。诸味合用，主治气秘证。

5）槟榔糯米粥

【来源】《圣济总录》。

【组成】槟榔、郁李仁、火麻仁各15g，糯米100g。

【制法用法】槟榔捣末，郁李仁去皮、研碎，备用。火麻仁水研滤取汁，入糯米煮粥，将熟，入槟榔、郁李仁末，稍煮即可。空腹食用，每天2次。

【功效】顺气导滞、润肠通便，适用于气秘证。本方功用与橘皮杏仁饮、郁李仁粥基本相同，但功力较强。

【组方诠解】槟榔破气下行、消食通滞。郁李仁、火麻仁富含油脂，润肠通便，同时皆有行气宣滞的作用。金朝医学家李东垣的《用药法象》、明代药学家贾所学的《药品化义》均明确记载其"专治大肠气滞，燥涩不通""专利大肠气结便秘"。糯米甘温，健脾益气，以防槟榔破气太过。各味合用，主治气秘证。

（4）**气虚秘**：主要表现为大便并不干硬，虽有便意但排便困难，用力努挣则汗出短气，伴精神不振、身疲乏力、懒言少语、面色淡白，舌淡苔白、脉弱无力。患者多为年高体弱或久病之人。

食疗药膳方举例如下：

1）人参黑芝麻饮

【来源】《中华临床药膳食疗学》。

【组成】人参5g，黑芝麻15g，白糖适量。

【制法用法】先水煎人参，去渣留汁，然后加入捣烂的黑芝麻及适量白糖，煮沸即可。代茶饮用，并嚼食煎煮过的人参药渣。

【功效】益气调中、润肠通便，适用于气虚便秘。

【组方诠解】人参味甘微苦、性温，入脾、肺经，有大补元气、补脾益肺的作用。黑芝麻味甘性平，为种仁，富含油脂，有润肠通便的作用。

白糖既可矫味，又因其性凉可中和人参的温热之性，使得本方性质平和。三者配伍，补益脾肺之气为主，兼以润肠通便，适用于年高体弱之人或病后、术后脾肺气虚所致便秘证。

2）黄芪苏麻粥

【来源】《医药与保健》（2009年第9期）。

【组成】黄芪10g，紫苏子、火麻仁各50g，粳米250g。

【制法用法】苏子、火麻仁打碎，与黄芪一起加水煎煮5～10分钟，去渣取汁。粳米加水如常法煮粥，粥成兑入药汁煮开即可。温食，每天1次。

【功效】益气宣肺、润肠通便，适用于气虚便秘。

【组方诠解】黄芪味甘微温，入脾、肺经，有益气升阳气、补脾益肺的作用。紫苏子味辛性温，入肺、肝经，有降气宣肺的作用。火麻仁味辛甘、性平，入大肠、胃、脾经，富含油脂，有润肠通便的作用。方中黄芪补气，专为发病机制而设，以治病本；紫苏子、火麻仁合用，上开肺闭、下润大肠，针对肺脾气虚而胃肠运动无力、肠道津液亏乏的病理改变，以治病标。因此，本方适用于年高体弱之人或产妇胃肠运动无力、肠道津液亏乏的便秘证。

3）牛髓膏

【来源】《医方类聚》引《寿域神方》。

【组成】牛髓、人参、山药、桃仁、杏仁各60g，核桃肉90g，蜂蜜240g。

【制法用法】人参、山药、桃仁、杏仁、核桃肉研为细末备用。牛髓放入铁锅内，加热溶化，再加入蜂蜜熬炼，煮沸后滤去滓，加入诸药末，用竹片不断搅拌，至黄色为度，候冷，瓷器盛装。每服5～10g，空腹时嚼食。

【功效】益气养阴、润肠通便，适用于气虚秘兼有津亏的病证。本方功用与人参黑芝麻饮基本相同，但作用较强。

【组方诠解】方中牛髓、人参、山药扶助正气、益气养阴，以治病本。人参甘温、大补元气，山药健脾益气、滋阴补液，牛髓养精养阴。桃仁、杏仁、核桃肉缓泻润肠、通便导下，以治病标。后三者均为植物种仁，脂多而质润，用以润肠通便。加上蜂蜜既可矫味，又补虚养正、润肠通便。本方标本兼治，益气养阴、润肠通便，适用于气虚津亏之大便秘结。

【使用注意】本方富含动物脂肪和植物脂肪，肠虚肠滑、脾虚气陷而泄泻者忌用。

4）升麻芝麻炖猪大肠

【来源】《家庭食疗手册》。

【成分】升麻15g，猪大肠1段（约30cm），黑芝麻100g，调料适量。

【制法用法】猪大肠洗净，放沸水中焯去腥污，然后将黑芝麻、升麻装入焯过的猪大肠内，两头扎紧，再放入砂锅内，加葱、姜、盐、黄酒、清汤适量，小火炖2小时，至猪大肠熟透，取出晾凉，切片装盘。佐餐食用。

【功效】益气升提、补虚润肠，适用于气虚秘兼有津亏，尤其是伴有脱肛、子宫脱垂的病证。

【组方诠解】升麻有升提中气的作用，可使下陷的脏器，如脱出的肛门、子宫提升。大肠"以肠补肠"，有益气补肠的作用。黑芝麻润肠通便。诸味合用，适用于伴有脱肛、子宫脱垂的气虚秘兼有津亏的病证。

（5）**血虚秘**：主要表现为大便干结、排便不畅，伴面色无华、口唇色淡、心悸气短、头晕健忘、失眠多梦，舌淡苔白、脉细。患者多为产后血亏、年老血虚之人。

食疗药膳方举例如下：

1）奶蜜饮

【来源】《中国药膳学》。

【组成】黑芝麻25g，牛奶、蜂蜜各50ml。

【制法用法】黑芝麻捣烂，用蜂蜜、煮好的牛奶调匀即可。清晨空腹饮用。

【制法用法】养血滋阴、润肠通便，适用于阴血亏损便秘证。

【组方诠解】方中黑芝麻色黑、味甘、性平，可补肾养血；为种仁，富含油脂，能补虚润肠。黑芝麻配合补血养阴的牛奶与润肠通便的蜂蜜，共奏养血滋阴、润肠通便之功，主治阴血亏损便秘证，尤其以年老阴血亏损与产后、术后血亏、血虚引起的便秘最为适宜。

2）生首乌蜂蜜饮

【来源】《家庭医学》（2008年第6期）。

【组成】生何首乌、蜂蜜各60g。

【制法用法】生首乌加水煎煮，去渣取汁，加入蜂蜜化开即可。空腹食用，每天2次。

【功效】补益精血、润肠通便，适用于血虚秘。

【组方诠解】生何首乌味苦甘微涩、性微温，入肝、肾经。制何首乌以补益精血为主，生何首乌以解毒、润肠为主。鲜何首乌解毒、润肠作用较生何首乌更佳。本方主治证属便秘，故当使用生何首乌为主，配伍蜂蜜以润肠通便。因此，本方功能补益精血、润肠通便，适用于血虚秘。

3）柏子仁炖猪心

【来源】《中国老年报》（2008年12月16日）。

【组成】柏子仁15g，猪心1个，调料适量。

【制法用法】将柏子仁放入猪心内，隔水炖熟，切片，加酱油少许调味后随意食用。

【功效】补血养心、润肠通便、益智安神，适用于血虚秘。

【组方诠解】柏子仁味甘、性平，入心、肾、大肠经，有养心安神、润肠通便的作用，如《本草纲目》记载柏子仁"养心……，润……燥，益智安神"。猪心味甘咸、性平，入心经，以脏补脏，有补血养心、安神镇惊的作用。两者合用，具补血养心、润肠通便、益智安神的功效，适用于血虚秘，尤其适用于神经官能症心悸气短、头晕健忘、失眠多梦等伴有便秘的病证。

4）芝麻核桃桂圆糊

【来源】《常见慢性病营养配餐与食疗·便秘》。

【组成】黑芝麻、核桃仁各60g，桂圆肉20g。

【制法用法】先将黑芝麻炒香、捣成半泥状，待用。水开后，把核桃仁、桂圆肉投入锅中，煮20分钟后，再把半泥状的黑芝麻放入锅中文火煮8分钟，即可起锅，加少量蜂蜜，即可食用。每天早、晚喝一小碗。

【功效】养血益精、润肠通便，适用于血虚秘。

【组方诠解】方中主要成分黑芝麻既养血益精，又润肠通便。桂圆肉养心补血、安神定志，加强黑芝麻补血的作用。核桃仁补肾益精、润肠通便，加强黑芝麻润肠通便的作用。三者配合，有养血益精、润肠通便的作用，适用于老年人血虚精亏便秘的治疗，长期食用还有乌须黑发的功效。

（6）**阴虚秘**：主要表现为大便干结、状如羊屎，伴形体消瘦、口干口苦、头晕耳鸣、心烦少眠，舌红少苔、脉细数。患者体形多偏瘦，多见于老年人和妇女及其发热性疾病之后。

食疗药膳方举例如下：

1）四仁通便茶

【来源】《滋补保健药膳食谱》。

【组成】杏仁、柏子仁、松子仁、火麻仁各9g。

【制法用法】以上各味共捣烂，开水冲泡，加盖闷泡10分钟。代茶频饮。

【功效】养阴补虚、润燥通便，适用于阴虚秘。

【组方诠解】方中四味皆为种仁，具养阴补虚、润燥通便的功效，火麻仁更有通便导下的作用。诸味合用养阴补虚、润燥通便，适用于阴虚型老年性便秘与妇女产后便秘。

2）蜂蜜决明茶

【来源】《医药保健杂志》（2006年第9期）。

【组成】草决明250g，蜂蜜适量。

【制法用法】用蜂蜜热炒草决明，待冷后贮于玻璃瓶中。每次用10g，泡水代茶饮，每天1~2次。

【功效】养阴生津、润肠通便，适用于阴虚型习惯性便秘。

【组方诠解】草决明（即决明子）味甘苦、性微寒，入肝、大肠经，有清肝明目、润肠通便的作用，现代研究证实其有比较明显的降压功能。蜂蜜既能润肠通便，又可润肺止咳。两者合用，有润肠通便、润肺止咳、清肝明目的综合效用，同时作用平和，较少不良反应。本方主要适用于阴虚型习惯性便秘，特别是兼有头痛眩晕、目赤肿痛等肝火上炎或干咳少痰、咳痰带血等肺虚燥热的病证最为适宜，对老年人阴虚型习惯性便秘兼有高血压者亦有较好疗效。

【使用注意】脾虚胃寒而食少便溏者不宜多食。

3）黄精粥

【来源】《饮食辨录》。

【组成】黄精、粳米各30g，冰糖适量。

【制法用法】黄精水煎取汁，再入粳米煮粥，粥将熟时加冰糖适量，稍煎化开即可。温食，每天1~2次。

【功效】养阴益气、润肠通便，适用于阴虚兼气虚的便秘。

【组方诠解】黄精甘平，入脾、肺经，既补脾气，又润肺阴。粳米健脾益气。冰糖矫味，兼具养阴生津之功。诸味合用，既补脾气，又润肺阴，主治老年人阴津亏损兼有气虚的习惯性便秘。

4）桑葚地黄蜜膏

【来源】《求医问药》（2008年第10期）。

【组成】桑葚500g，生地黄200g，蜂蜜适量。

【制法用法】桑葚、生地黄加水适量煎煮30分钟取煎液，加水再煎30分钟取煎液，共取2次，合并煎液，再以小火煎熬浓缩至较稠黏时，加蜂蜜1倍，至沸停火，待冷装瓶备用。每次1汤匙，以沸水冲化服，每天2次。

【功效】养阴清热、润肠通便，适用于阴虚秘。

【组方诠解】桑葚味甘、性寒，入肝、肾经，有滋阴补血、生津润肠的作用，调治阴亏血虚型便秘，常配伍生地黄、黑芝麻、火麻仁等养阴之品或当归、制何首乌等补血之品。生地黄即生地，别名干地黄，味甘苦、性寒，入心、肝、肾经，有清热养阴、生津润肠的作用。蜂蜜在本方中既是收膏剂，又能润肠通便。三者合用，即具养阴清热、润肠通便的功效，适用于阴虚型习惯性便秘。

（7）**阳虚秘**：主要表现为大便干或不干、排出困难，伴面色㿠白、畏寒肢冷、腹中冷气攻痛或腰脊冷痛、尿多频数、舌淡苔白、脉沉迟。患者多为年高体弱或久病之人。

食疗药膳方举例如下：

1）**苁蓉决明茶**

【来源】《中国药茶》。

【组成】决明子、肉苁蓉各10g，蜂蜜适量。

【制法用法】决明子炒熟研末，与肉苁蓉一起加沸水冲泡，加蜂蜜适量调味。代茶饮用，每天1～2次。

【功效】温润通便、平肝降压，适用于阳虚秘，尤其适用于高血压病而兼具便秘的病证。

【组方诠解】肉苁蓉味甘咸、性温，入肾与大肠经，既补肾助阳，又益精润肠，为治疗阳虚秘的专用药物。决明子味甘苦、性微寒，清肝明目、润肠通便，现代研究证实其所含的蒽苷类物质有缓泻作用。蜂蜜既矫味，又补虚养正、润肠通便。三者配伍，具有温润通便的作用，可用于阳虚便秘的治疗。另外，现代研究发现，决明子、肉苁蓉均有比较明显的降压作用，因此本方也对高血压病而兼具便秘病证的治疗有益。

2）肉苁蓉羊肉粥

【来源】《药性论》。

【组成】肉苁蓉15g，羊肉50g，粳米100g，调料适量。

【制法用法】羊肉切碎，与肉苁蓉加水煎汤，去渣取汁，入粳米煮粥，加适量食盐、少许胡椒粉调味。空腹食用，每天1～2次。

【功效】温肾健脾、润肠通便，适用于阳虚秘，尤其适用于脾肾虚衰所致的阳虚便秘。

【组方诠解】肉苁蓉补肾助阳、益精润肠；羊肉味甘、性热，入脾、胃、肾经，为血肉有情之品，有补中益气、温肾散寒、养血补虚的作用；粳米健脾益气。三者配伍，具有温肾健脾、润肠通便的作用，可用于脾肾虚衰所致阳虚便秘的治疗。

3）韭菜黄酒

【来源】《药物与人》（2008年第8期）。

【组成成分】韭菜叶、黄酒适量。

【制法用法】韭菜叶捣汁1小杯，加适量黄酒，调匀。开水冲服，每天1次。

【功效】温肾助阳、下气通便，适用于阳虚秘。

【组方诠解】韭菜又名"壮阳草"，味辛性温，入肾、胃、心、肝经，有补肾温中、行气散瘀、化解药毒的作用。韭菜还富含膳食纤维，可刺激胃肠蠕动，促进排便。黄酒味辛性温，具有温通气血的功效。两者相合，具有温肾助阳、下气通便的作用，可用于脾肾虚衰所致阳虚便秘的治疗。

4）锁蓉羊肉面

【来源】《常见病与食疗》。

【组成】锁阳、肉苁蓉各5g，羊肉50g，小麦面粉200g，调料适量。

【制法用法】水煎锁阳、肉苁蓉，去渣留汁，待凉，以药汁合面做面条，用羊肉汤煮面，加葱、盐等调味即成。作主食或点心食用。

【功效】温肾健脾、润肠通便，适用于阳虚秘，尤其适用于脾肾虚衰所致的阳虚秘。本方功用与肉苁蓉羊肉粥基本相同，作用稍强。

【组方诠解】锁阳与肉苁蓉味甘性温，归肾、大肠经，功用相近，均有补肾助阳、润肠通便的作用，为调治阳虚秘的姊妹药。羊肉为血肉有情之品，有补中益气、温肾散寒、养血补虚的功效。小麦面粉可健脾益气。各味配伍，具有温肾健脾、润肠通便的作用，可用于脾肾虚衰所致阳虚便秘的治疗。

（三）多提肛

1. 提肛运动防治便秘的机制

西医学认为，有意识地进行提肛运动，能调节中枢与自主神经系统，锻炼肛间肌肉，减轻局部静脉压，消除淤血，改善肛门组织的血液循环，同时可使整个盆腔肌肉得到运动锻炼。

中医学认为，肛门处于人体经络的督脉上，进行提肛运动，能提升阳气，排除浊气，清气得生，浊气得降，加强大肠传导功能。

因此，提肛运动既是一种最直接的运动疗法，也是一种积极主动、不拘时间、地点、环境、简便实用的防治便秘的养生保健方法。养生箴言即有"日撮谷道一百次，治病疗疾又延年"的说法。唐代养生家、医药学家孙思邈在《枕中方》中亦提倡"谷道宜常撮"。"谷道"即肛门，"撮"指肛门收缩上提之法，即提肛运动。

2. 提肛运动防治便秘的方法

提肛运动在蹲、坐、站、躺时均可进行，具体方法是吸气时稍微用力，提肛连同会阴一起上升，呼气时一齐放松，每节反复10~20次，每天2～5节。

（1）**下蹲式**：下蹲式又称自然式。取下蹲即大便自然姿势，两脚拉开稍小于肩宽，身体略前倾，两目平视，两手放于大腿上，手心向上或手心向下，进行提肛运动。

（2）**坐姿式**：取一只硬木方凳或硬木椅，坐在上面，忌满屁股入座，尽量少占入座面积，坐在凳子（椅子）边沿上，或坐凳子（椅子）转角处，上身正直，两目平视，含胸拔背，两脚拉开同肩宽，两手放于大腿上，手心向上或手心向下，进行提肛运动。

（3）**双立式**：双立式又称站桩式。两脚分开站立，宽与肩等，上体正直，两目平视，两手臂微屈，举手至胸前与地平行，手指微屈自然展开，掌指向前，掌心向下，成下按式，膝关节屈曲下沉（分高、中、低位不同姿势），进行提肛运动。

（4）**单立式**：单立式又称鹤立式。上体正直，两目平视，左膝微屈站稳，右膝屈膝提起，与上身成锐角，双手叉腰，同时进行提肛运动。再换右腿站立，左腿抬起，同时进行提肛运动。

（5）**屈膝式**：仰卧床上，两目看天花板，双膝稍屈，双手叠加置于腹部，肛门逐渐用力上提，进行提肛运动。

（6）**拱桥式**：仰卧，两目看天花板，屈肘，屈膝，以头、双肘、双足5点作支撑，用力将腰与骨盆拱起，进行提肛运动。

3. 提肛运动适应证与注意点

（1）**适应证**：提肛运动对于防治便秘、痔疮、脱肛、肛裂等病症有一定的作用，适用于各个年龄阶段的人群，尤其适用于中老年体弱、形瘦、肌肉无力的人。

（2）**注意点**：以上几种提肛运动的方法，需根据自身身体状况、由易到难地选择进行。

便秘的朋友刚开始进行提肛运动锻炼时，可以每天清晨锻炼1节，日间锻炼2～3节，临睡前锻炼1节，待大便通畅后，逐渐减少锻炼节次。便秘痊愈后或预防便秘，可每天锻炼2～3节。

4. 其他防治便秘的医疗体操

（1）**仰卧蹬车**：仰卧在硬板床或地板上，两目看天花板，上肢不动，两腿伸直，双腿上抬，模仿蹬自行车样动作，交替上蹬。频率大约为每秒蹬1次，每节共蹬100～200次，每天1～2节。进行蹬车运动时，动作要快而灵活，屈伸范围要尽量大。

进行仰卧蹬车，通过扭摆骶椎，促使骶椎第二、三、四节发出的副交感神经冲动刺激结肠，从而引起肠蠕动，因此有利便秘的防治。

（2）户外行走：早晨或傍晚进行户外行走，步速为每分钟120～140步，运动总时间为20～30分钟，运动总量为2～3km，每天1次。如果在行走时能配合呼吸锻炼效果会更好。

由于行走可增强腹肌及骨盆肌力量，而腹肌有力地进行收缩，腹内压就会增加，胃肠蠕动也会增强，因此行走对防治便秘有一定的作用。

（3）四步体操

步骤一，腹式呼吸：随着默念"1、2、1、2"，迅速而有节奏地鼓起和收紧腹部，按照每秒2次的频率进行，持续30秒钟，可增强腹部力量。

步骤二，胸式呼吸：用鼻腔吸气至胸部完全挺起，屏气5～10秒后，由口腔呼气，同时全身放松，重复3次，可放松自主神经、消除排便紧张感。

步骤三，提膝运动：双脚张开与肩同宽，左腿屈起约90°，上半身挺直，保持小腹紧绷，正常呼吸，持续10秒，然后慢慢放松，恢复直立状态，左右腿交替重复3次，在饭后半小时后进行效果最佳，可增强腹部力量。

步骤四，压腹按摩：用掌心和掌背交替按压腹部，给腹部施压，重复5次，以促进肠道蠕动。

（四）勤按摩

按摩，明清时期称为推拿，古称按跷。《医宗金鉴·整骨心法要旨》说："按者，谓以手往下抑之也。摩者，谓徐徐揉摩也。推者，谓以手推之，使还旧处也。拿者，为两手捏定患处，酌其宜轻宜重缓缓焉以复其位也。"唐代医学家王冰注释《黄帝内经》说："按，谓按抑皮肉；跷，谓捷举手足。"

　　按摩、推拿是在人体一定部位上，运用各种手法和进行特定的肢体活动以舒筋活骨、消除疲劳、防治疾病，从而提高和改善人体生理机能的方法，属于传统中医学的、非药物的预防和治疗疾病的方法。

推拿按摩

1. 推拿按摩的异同

　　按摩一词最早见于《黄帝内经》。《素问·血气形志篇》记载："经络不通，病生于不仁，治之以按摩"。推拿一词，最早见于明代医学家万全的小儿推拿专著《幼科发挥》，清代医学家钱汝明在《秘传推拿要诀·序》中指出："推拿一道，古曰按摩"。1977年国家将其正式称为"推拿"；1993年国家标准将其学科定为"按摩推拿学"，简称"推拿学"；1999年国家劳动和社会保障部将其用于商业行为的劳动技能命名为"保健按摩"，简称"按摩"。

　　推拿与按摩基本相似，既可分别称呼，也可合并称呼。推拿与按摩的区分主要有以下三种。

　　一是中医的按摩叫推拿，而西洋按摩、印度按摩、泰式按摩等都不能叫推拿。

　　二是推拿是正式的名称，常用于病理状况下，必须由医生来操作，常见于医院，有针对性，主要起治疗作用。按摩是老百姓的俗称，多用于保健或亚健康，不一定由医生来做，任何人只要经过一定的培训均可操作，常见于按摩院、养生机构、亚健康调理机构，主要起放松身心、消除疲劳作用。

　　三是南方人习称为推拿，北方人习称为按摩。

2. 推拿按摩的分类

　　一是分为保健按摩、运动按摩和医疗推拿三种。

　　二是分为自我推拿按摩和他人推拿按摩两种。在古代，按摩亦称"按跷"，大多是指自我按摩，同时古代的按跷不仅以自我按摩为主，而且还多包含在"导引法"（相当于医疗气功和体育疗法）之中，成为导引的一个组成部分。

3. 推拿按摩的机制

中医认为，经络贯通于人体内外上下，联络脏腑，贯通九窍，是气血运行的途径，也是津液输布的网络。经络壅阻，人体气血不畅，阴阳失调，就会产生病变。

推拿按摩能调解阴阳平衡、疏通气血经络，而且能活血化瘀、强身健体、调整脏腑、增强人体抗病能力，是中医防治疾病的有效手段。

4. 推拿按摩的手法

自我推拿按摩常用手法的有推、拿、按、摩、揉、捏、颤、打八法，以下做简要介绍。

推法：是以四指并拢，紧贴于身体皮肤上，向上或向两边推挤肌肉的手法，具体又可分为平推法、直推法、旋推法、合推法等。

拿法：是以大拇指和食、中指端对拿于身体一定的部位或穴位上，作对称用力，一松一紧地拿按的手法，常作为推拿的结束手法使用。

按法：是以拇指或掌根等在身体一定的部位或穴位上逐渐向下用力按压的手法，具体又分指按法、掌按法、屈肘按法等，是一种诱导的手法，常作为推拿的开始手法使用。

摩法：是以手掌或手指掌面附着于穴位表面，以腕关节连同前臂做顺时针或逆时针环形有节律摩动的手法，具体又分为指摩法、掌摩法、掌根摩法等。

揉法：是以手指掌面或手掌吸定于穴位上，作轻而缓和回旋揉动的手法，具体又分为指揉法、鱼际揉法、掌揉法等。大鱼际指人的手掌正面拇指根部至掌跟，伸开手掌时明显突起的部位；小鱼际指与大鱼际对应的掌内侧部位。

捏法：是以拇指与其余四指夹住身体一定部位，或以拇指与食指、中指夹住身体一定部位，相对用力挤压，在作挤压动作时还要上下移动的手法。如果捏法应用于脊柱部，则称为"捏脊"。

颤法：是以手掌或掌指自然伸直着力于身体一定部位，用腕部作急剧而细微的颤动的手法。

打法：是以拳背、掌根、掌侧小鱼际、指尖或桑枝棒击打体表一定部位或穴位的手法。

上述八种手法，不是单纯孤立地使用的，常几种手法相互配合进行。

5. 推拿按摩的要求

学习推拿时，不能仅学习手法，更要明确其内在的要求，这样才能取得预期的效果。

推拿按摩的内在要求归纳起来有以下六个方面：

有力：推拿按摩需要具备一定的力度，但这种力度不是固定不变的，应根据推拿按摩手法及自身体质、具体部位等的不同而有所变化，这一点可以在日常操作中认真体会。

持久：推拿按摩手法要连续作用一段时间，保持力度和动作的连贯性，不能断断续续。各种手法用力持续时间的久暂对于人体组织器官将产生不同的刺激反应，也是手法变化的一个重要因素。一般时间短暂的手法刺激起兴奋作用，而时间长久持续的手法刺激起抑制作用。

均匀：推拿按摩手法必须均匀而有节奏，平稳而有弹性，速度不可时快时慢，压力不要时轻时重，移动的幅度也不能时疏时密。

柔和：推拿按摩手法需轻而不浮，沉而不滞，灵活而温柔，不缓不急不躁，切不可生硬粗暴，更不能损伤肌肤和其他组织。

渗透：持续有力的手法，可力达肌肉深层，出现酸、沉、胀、麻、痛、放、散等得气感，即手法得到而取得的反应。推拿按摩同时，自己要能够感觉到皮里脉外的微小变化，甚至渗透到骨骼表面的细微变化。

得意：推拿按摩，手法是关键。古人云："机触于外，巧生于内，手随心转，法从手出，法之所施，使患者不知其苦，方称之为手法也。"各类手法形式与手法技巧，都是功力的体现。当手法具有一定力度、幅度、速度和柔韧度之后，在柔和与刚劲有力的基础上，就可逐步做到"熟能生巧、刚柔并济、得心应手、得意忘形、随心所欲"。

1．推拿按摩防治便秘的机制

推拿按摩的适应证很广，对于便秘的治疗也很有效。按摩则能增强肠胃功能，加强大小肠的蠕动，促进新陈代谢，并能调节相关脏腑功能，锻炼腹肌张力，增强体质，尤其适用于慢性便秘患者。便秘患者可以在进行药物治疗和饮食调节的同时，辅以按摩治疗，使通便效果更加明显，并可有效避免药物的毒副反应。按摩疗法简单易学，使用方便，可以由他人帮助，也可以自我进行，不受时间、环境和其他客观条件的限制，非常适合便秘患者的家庭保健。

2．推拿按摩防治便秘的方法

推拿按摩通便的方法很多，既可以作用于胃肠所在的腹部及相关穴位，直接刺激胃肠蠕动，达到通便的效果，也可作用于背部、头面部、四肢部的通便穴位，通过经络腧穴的间接刺激，达到通便的效果。

下面介绍一些简便易行、安全有效的常用推拿按摩通便方法。

（1）**摩腹通便法**：取仰卧位，分三步进行。

第一步，团摩脐周：取仰卧位，双手掌重叠，将右手掌心重叠在左手背上，左手掌心放于肚脐旁，适当用力，以肚脐为圆心，在中腹、下腹部沿顺时针方向圆形摩动30~50次，以腹内有热感为宜，持续时间约2分钟。

第二步，推腹外侧：两手分别放在同侧的腹外侧，以掌根从季肋（即两侧肋骨下缘的部位）向下推至腹股沟（即连接腹部和大腿的部位），反复做30~50次。

第三步，拿捏腹肌：用拇指与其余四指用力对合，边拿边捏腹部肌肉30~50次，双手可同时进行。

功用：腹部有气海（丹田）、中脘、关元、天枢等几个重要的通便穴位。气海穴位于下腹部前正中线上脐下1.5寸，属于任脉，有增补元气、生发阳气的作用。本法有增强肠胃功能、通畅胃肠气机、增强排便的作用，适用于各种原因引起的便秘，对肠蠕动功能下降引起的便秘尤为适宜。

注意事项：最好在每天起床前进行，也可在排便前20分钟进行，以增强排便效果。

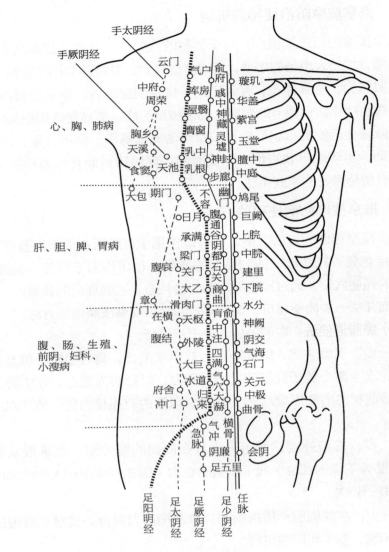

手太阴经

手厥阴经

云门

中府
周荣

心、胸、肺病

胸乡

天溪

食窦　天池

大包　期门

肝、胆、脾、胃病

腹哀

腹结

腹、肠、生殖、
前阴、妇科、
小溲病

府舍
冲门

气户　俞府

车房　或中　璇玑

屋翳　神藏　华盖

膺窗　灵墟　紫宫

乳中　神封　玉堂

乳根　步廊　膻中

中庭

不容　幽门　鸠尾

日月　腹通　巨阙

承满　谷阴　上脘

梁门　都　石　中脘

关门　石关　建里

太乙　商曲　下脘

滑肉门　肓俞　水分

天枢　中注　神阙

外陵　四满　阴交

大巨　气穴　气海

水道　大赫　石门

归来　关元

气冲　中极

阴廉　横骨　曲骨

急脉　会阴

足五里

足阳明经　足太阴经　足厥阴经　足少阴经　任脉

胸腹部穴位图

穴位与同身寸

穴位即腧穴，是人体脏腑经络气血输注出入的特殊部位。"穴"
是空隙的意思，"腧"通"输"，或从简作"俞"。腧穴并不是孤立于体表的点，而是通过经络与深部组织器官有着密切联系、互相疏通的特殊部位，是疾病的反应点和治疗疾病、养生保健的刺激点。

中医学针灸、推拿按摩取穴讲的"寸"，是指"同身寸"，即以本人体表的某些部位折定分寸，作为量取穴位的长度单位，主要有骨度法和指寸法两种，临床多用后者：1寸相当于自身中指中节的长度或拇指指间关节的宽度；1.5寸相当于食指中指第二节总宽度；3寸相当于食指中指无名指小指第二节总宽度。

（2）**按压天枢穴**：不拘体位，站立位、坐位、仰卧位均可。在排便前10分钟用双手拇指分别按压两侧天枢穴，使指按处有酸胀或疼痛感，按压由轻到重，持续时间3～5分钟。或取仰卧位，双手叉腰，中指指腹放在同侧的天枢穴上，大拇指附于腹外侧，中指适当用力按揉30～50次。

功用："枢"有枢纽的意思。天枢穴位于人体中腹部，肚脐向左右三指宽处，左右各一，属于足阳明胃经，是手阳明大肠经的募穴，为人体升清降浊、吸收营养与排除糟粕的枢纽，有调理胃肠、降气通便的作用。本法适用于所有便秘患者。

募穴

募穴为人体脏腑之气汇聚于胸腹部的腧穴，又称腹募穴。因是脏腑之气所输注、结聚的部位，最能反映脏腑功能的盛衰，故可用于诊治相应脏腑的疾病。

"募"有聚集、汇合之意，募穴共12个，分别为心募穴巨阙、肝募穴期门、脾募穴章门、肺募穴中府、肾募穴京门、心包络募穴膻中、胆募穴日月、胃募穴中脘、大肠募穴天枢、小肠募穴关元、三焦募穴石门、膀胱募穴中极。

（3）**点揉中脘穴**：取坐位或仰卧位，用食指或中指点揉中脘穴，持续时间约1分钟。或取仰卧位，将右手掌心重叠在左手背上，左手的掌心紧贴于中脘穴上，适当用力揉按30～50次。

功用："脘"即胃脘，是胃脘、胃腔的泛称。中脘穴位于人体上腹部，在脐上4寸，前正中线上，胸骨下端和肚脐连线中点处，属于任脉，是足阳明胃经的募穴，是"八脉交会穴"的"腑会"，有健脾和胃、调理中焦、降逆通便的作用。本法适用于所有便秘患者。

八脉交会穴

"八脉交会穴"简称"八会穴"，指脏、腑、气、血、筋、脉、骨、髓的精气分别所会聚之处的8个腧穴，包括脏会穴章门、腑会穴中脘、气会穴膻中、血会穴膈腧、筋会穴阳陵泉、脉会穴太渊、骨会穴大杼、髓会穴绝骨。

（4）**按揉关元穴**：取仰卧位，用一手拇指（或中指）指腹放在关元穴上适当用力按揉1分钟左右。

功用：关元，关乎元气之意，为一身元气之所在。关元穴位于人体下腹部，在脐下3寸，前正中线上，属于任脉，是小肠募穴，有益气通便的作用。本法适用于气虚秘。

（5）**擦腰揉骶法**：取坐位，两手五指并拢，反手以掌根附于同侧腰骶部，适当用力自上而下推擦30~50次，直至感到腰骶部发热。然后以拇指用力按揉脾俞、胃俞、肾俞、大肠俞、长强等穴，各约1分钟。

功用：腰骶部有脾俞、胃俞、肾俞、大肠俞、长强等几个有助于通便的穴位。脾俞、胃俞、肾俞、大肠俞位于背部，分别在第11、第12胸椎棘突下旁开1.5寸处，以及第2、第4腰椎棘突下旁开1.5寸处，左右各一，各有两个。脾俞、胃俞、肾俞、大肠俞均为背俞穴，属足太阳膀胱经，分别是脾、胃、肾、大肠等五脏六腑之气输注于背部的腧穴，可治疗相应脏腑的疾病。长强穴位于尾骨尖端与肛门连线的中点处。"长"是旺盛，"强"是强壮，古语说："循环无端之谓长，健行不息之谓强"，长强穴属于督脉，有运行气血、强盛气血的作用。

由于便秘的发生与脾、胃、大肠功能失调有关，同时"肾主二便"，因此本法擦腰揉骶，通过按揉脾俞、胃俞、肾俞、大肠俞、长强等穴，调理脏腑气血、增强胃肠功能、通便导下，适用于所有便秘患者，尤其适用于体虚便秘。

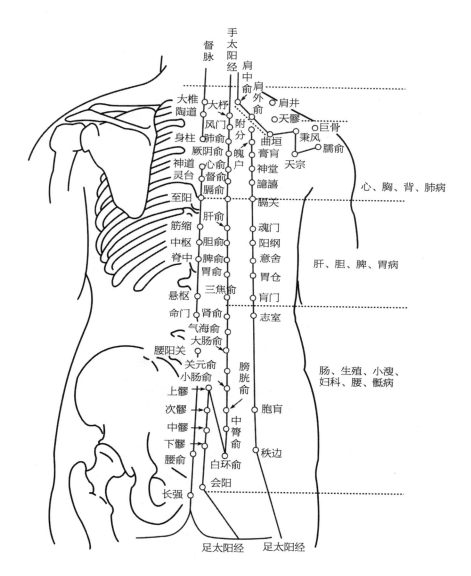

图中标注文字：

督脉
手太阳经
肩中俞
大椎
陶道
大杼
风门
附分
肩外俞
肩井
天髎
巨骨
身柱
肺俞
曲垣
秉风
臑俞
神道
灵台
厥阴俞
魄户
心俞
膏肓
督俞
神堂
天宗
膈俞
譩譆
至阳
膈关
心、胸、背、肺病
肝俞
魂门
筋缩
胆俞
阳纲
中枢
脾俞
意舍
脊中
胃俞
胃仓
肝、胆、脾、胃病
悬枢
三焦俞
肓门
命门
肾俞
志室
气海俞
大肠俞
腰阳关
关元俞
膀胱俞
小肠俞
肠、生殖、小溲、妇科、腰、骶病
上髎
次髎
胞肓
中髎
中膂俞
下髎
秩边
腰俞
白环俞
长强
会阳
足太阳经
足太阳经

腰背部穴位图

（6）**按揉肾俞穴**：取坐位，两手叉腰，拇指向前按于同侧肋端，中指按于肾俞穴，适当用力按揉30～50次。

功用：肾俞位于第2腰椎棘突下，旁开1.5寸处，左右各一，为肾的背俞穴、属足太阳膀胱经，有益肾助阳、强腰通便的作用。本法适用于体虚便秘，尤其适用于中老年各种便秘。

（7）**点按迎香穴**：取坐位或仰卧位，以双手大拇指分别按压左右迎香穴，先顺时针、后逆时针，各旋转30次。每天进行1次，10天为1个疗程。

功用："迎"，迎受也；"香"，指脾胃五谷之气。迎香穴位于鼻翼外旁开5分，鼻唇沟内，是手阳明大肠经与足阳明胃经的交会穴，按之可振奋胃肠之气血津液运行，促进糟粕传导。不同时间按压迎香穴有不同的作用，排便前按之，可产生便意，利于大便排出；平时按压，可调理胃肠功能，有益于肠道排便功能的恢复。

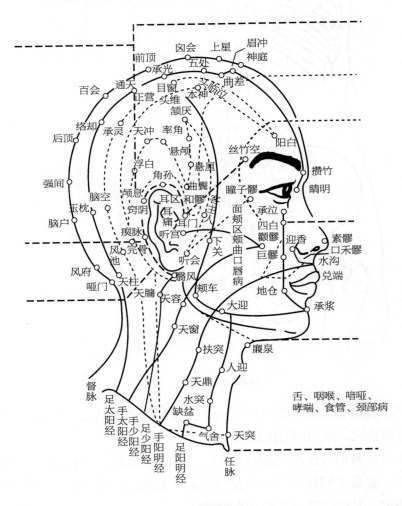

头面部穴位图

（8）**点揉尺泽穴和曲池穴**：取坐位或仰卧位，以一侧拇指指腹按住尺泽穴，轻轻揉动，以酸胀感为宜，每侧1分钟，共2分钟。曲池穴操作同尺泽穴。

功用：尺泽穴于肘横纹中，肱二头肌腱桡侧（拇指一侧）凹陷处，属于手太阴肺经。曲池穴位于肘横纹外侧端，屈肘时，尺泽穴与肱骨外上髁连线的中点，属于手阳明大肠经。"肺与大肠相表里"，因此二者配伍，有宣肺降气、通降大肠之气的作用，适用于各型便秘，尤其适用于气秘。

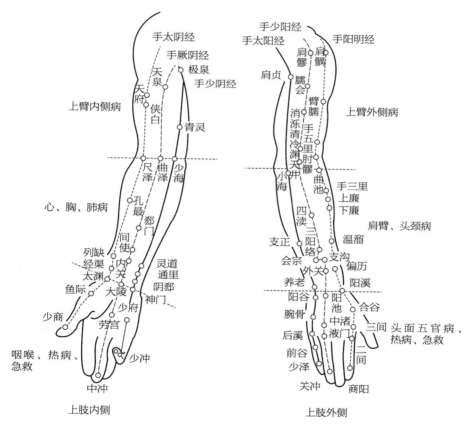

上肢部穴位图

（9）**按揉支沟穴**：取坐位或仰卧位，用对侧拇指按揉支沟穴，以穴位处有酸胀感为宜，持续时间约1分钟。

功用：支沟穴位于前臂背侧，腕背横纹上3寸，尺骨与桡骨之间的空隙处，属于手少阳三焦经。三焦主管气机、通调水道，因此按揉支沟穴有宣通气机，使津液畅通，大肠传导功能复常的作用。本法适用于实秘，尤其以热秘、气秘最为适宜。

注意事项：此穴为急救、自救穴，如在厕所下蹲时间过久，大便不下，心烦急躁、周身乏力，自己用左右手拇指交替重力掐揉支沟穴，可使肛门括约肌松弛，以利粪便排出。

（10）**按揉足三里**：坐于床上，两膝关节自然伸直，用拇指指腹按在同侧的足三里穴上，其余四指紧附于小腿后侧，拇指适当用力揉按30～50次。单侧按揉或两侧按揉均可。

功用：足三里穴位于外膝眼下3寸，胫骨外侧约一横指处，属于足阳明胃经，是一个能防治多种疾病、强身健体的重要穴位。中医认为，按揉足三里有调理脾胃、补中益气、通经活络、疏风化湿、扶正祛邪的功效。现代研究证实，按揉足三里有促使胃肠蠕动有力而规律、提高多种消化酶活力、增进食欲、帮助消化、改善便秘，促进脑细胞机能恢复、提高大脑皮层细胞工作能力，改善心功能、调节心律，增加红细胞、白细胞、血色素和血糖，调节垂体–肾上腺皮质系统功能、提高机体防御疾病能力等多方面的作用。本法有调理脾胃、强盛气血、降气通便的作用，适用于各种类型的便秘。

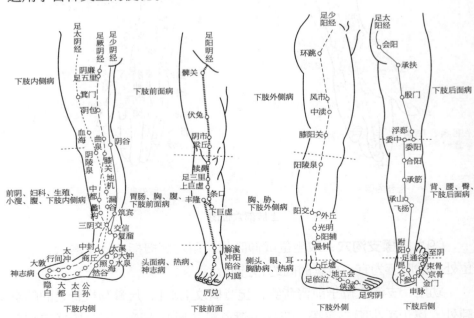

下肢部穴位图

（11）**点按承山穴**：坐于床上，双膝微曲，以能忍受力度为准，两拇指同时用力点按两侧承山穴，30秒后放松。如此反复5～10遍。

功用：承山穴属于足太阳膀胱经，位于小腿后面正中，委中穴（在腘窝正中）与昆仑穴（在外踝后方，当外踝尖与跟腱之间的凹陷处）之间，当伸直小腿或足跟上提时，腓肠肌肌腹下出现的尖角凹陷处。便秘虽为大肠传导功能失常所致，但与肾的关系极为密切，而膀胱与肾相表里，故点按足太阳膀胱经的承山穴可调理肾脏；又因承山穴有别络入肛门，通于大肠，有理气散滞的作用。本法适用于气秘。

（12）**按揉三阴交**：坐于床上，双膝微曲，以一侧拇指指腹按住对侧三阴交穴，轻轻揉动，以局部有酸胀感为宜，每侧1分钟，共2分钟。

功用：三阴交穴位于小腿内侧，足内踝尖上3寸，胫骨内侧缘后，是足太阴脾经、足少阴肾经、足厥阴肝经三条阴经交会之处，因此得名。三阴交穴属于足太阴脾经，有健脾益血、调肝补肾的作用。本法适用于血虚秘、阴虚秘。

（13）**按揉内庭穴**：坐于床上，双膝微曲，以一侧拇指指腹按住内庭穴，轻轻揉动，以局部有酸胀感为宜，每侧1分钟，共2分钟。

功用：内庭穴位于足背，第2、3趾间缝纹端，属于足阳明胃经，有清泻胃火的作用。本法适用于热秘，尤其适用于年轻人或体质壮实者因过食酒肉辛辣所致的便秘。

（14）**揉搓涌泉穴**：盘腿坐于床上，用两拇指揉搓两足心涌泉穴，朝足趾方向来回搓，各100次。

功用：涌泉穴位于足底部，足趾跖屈时，约当足底（不包括足趾）前1/3凹陷处，属于足少阴肾经，有滋补肾精、调补五脏、润肠通便的作用。本法适用于各类虚性便秘，特别适用于阴虚秘。

3. 足反射区按摩

足反射区按摩

1. 足反射区疗法的概念

足反射区疗法（简称足疗）是一种通过对双脚的经络穴位、反射区施以按摩、针刺以及热度、电磁等手法、手段，刺激双脚相关部位，从而调整脏腑虚实，疏通经络气血，以预防或治疗某些疾病的方法。足反射区疗法包括所有刺激手段，是广义的足疗。足部按摩仅指按摩一种手段，是狭义的足疗。

2. 足反射区按摩的历史

足疗中的足部按摩和针灸是中医学中起源较早的医疗技术，但是受到传统封建意识和风俗习惯的影响，这种极有医疗价值的疗法逐渐被排斥在正统医学之外，严重地阻碍了其发展。

20世纪初，美国医生威廉·菲茨杰拉德以现代西医学方法研究整理足反射疗法的成果，于1917年著成《区域疗法》一书。20世纪80年代在我国台湾省传教的瑞士神父吴若石研究"足部按摩术"，并于1982年成立"国际若石健康研究会"。1985年英国现代医学协会将足部推拿法定为"足部反射区疗法"。1989年在美国加州召开了足反射疗法会议。1990年在日本东京举行了国际若石健康法学术研讨会。20世纪80年代末、90年代初，足反射疗法才通过各种渠道传回"娘家"，各种学术团体相继成立、足疗保健按摩院逐渐兴起。1990年4月在北京首次举行了全国足部反射区健康法研讨会，卫生部正式同意成立了"中国足部反射区健康法研究会"。从此，足部反射区健康法这一简便易行、效果显著的自我保健方法在我国各地得到迅速的推广及运用。

3. 足反射区的分布规律

足反射区（穴位）的分布是有规律的，基本上与人体大体解剖部位相对应，即按人体实际位置上下、左右、前后顺序精确分布反射区（穴位）。

双足并拢就像一个从后上方向下看到的一个屈膝盘坐并向前俯伏的投影人形：其足拇趾与其余各趾对应人的头、颈、面部，内有大脑、小脑、垂体、三叉神经及眼、耳、鼻、舌、口腔、牙齿等反射区（穴位）；足底上部相当于人的胸部，内有肺脏、气管、心脏、甲状腺、甲状旁腺、斜方肌等反射区（穴位）；足底中部相当于人的腹部，内有胃、小肠、大肠、胰、肝、胆（右侧）、脾（左侧）、肾等反射区（穴位）；足底下部对应于人的下腹部，内有生殖器官（子宫、卵巢、前列腺等）、膀胱、尿道及阴道、肛门等反射区（穴位）；足内侧相当于人的脊椎，从足趾至足跟方向依次有颈、胸、腰、骶椎及尾骨各部分反射区（穴位）；足外侧相当于人的四肢部分，内有肩、腰、肘、髋、股、膝关节等反射区（穴位）。

4. 足疗防治疾病的机制

根据全息学说，人体是一个有机的整体，而足部就是人体的全息胚，上面充满了五脏六腑的信息，对足部的按摩就是对全身的调节。

根据经络学说，人体内部存在一个经络系统，足部穴位按摩所产生的刺激可通过经络系统传遍全身，起到疏通经络、调和气血、调理脏腑的作用。

根据反射学说，人体各脏腑器官在足部均有其对应的反射区，通过足部按摩刺激这些反射区，可以调节人体各部分的功能。

根据血液循环学说，足部在血液循环中所起的作用相当于"第二心脏"，足部按摩能促进血液循环和新陈代谢，维持内环境的相对稳定。

5. 足反射区按摩的要求

足反射区按摩操作手法的基本要求归纳起来有以下四个方面。

持久：要求手法操作持续一定时间。

有力：要求手法操作具有一定的力量，并且依穴位、反射区及病症的不同特性而有增减变化。

均匀：要求手法有节奏性，频率稳定，力量协调，给人以协调稳定的刺激，产生良好的感觉，有利于调整身体状态、治疗疾病。

柔和：要求操作手法轻而不浮，重而不滞，用力不可生硬粗暴，动作转换要自然合于要求，使人感到按摩和谐连绵且循序渐进，刺激准确、适度。

下面简要介绍一下预防、治疗便秘的反射区（穴位）选择、操作手法及足反射区按摩相关注意事项。

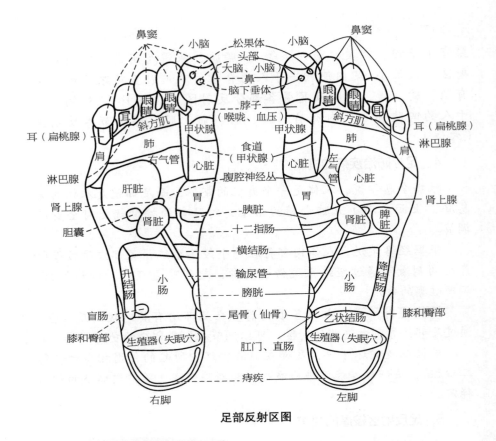

鼻窦　小脑　松果体　小脑　鼻窦
头部
大脑、小脑
鼻
脑下垂体
脖子
（喉咙、血压）
眼睛眼睛　斜方肌　甲状腺　甲状腺　斜方肌　眼睛眼睛
耳　耳
耳（扁桃腺）　肺　食道　肺　耳（扁桃腺）
肩　右气管　（甲状腺）　左气管　肩　淋巴腺
淋巴腺　心脏　心脏　心脏
腹腔神经丛
肝脏　胃　胃
肾上腺　胰腺　肾上腺
胆囊　肾脏　十二指肠　肾脏　脾脏
横结肠
升结肠　小肠　输尿管　小肠　降结肠
膀胱
盲肠　尾骨（仙骨）　乙状结肠　膝和臀部
膝和臀部　生殖器（失眠穴）　肛门、直肠　生殖器（失眠穴）
痔疾
右脚　左脚

足部反射区图

（1）反射区按摩的准备工作

体位：选择合适高度的座椅，最好是与小腿高度相差不多的小凳子，这样抬起一条腿时可用另一条腿进行支撑，不至于在按摩时出现疲劳。

泡脚：按摩前最好先用40℃左右温水泡脚10～15分钟，以温通经脉，加速足底血液循环，为按摩治疗打下良好的基础。

涂油：为了使按摩疗效更好，可以适当在足部涂抹一些有滋润作用的按摩膏或液状石蜡。

（2）**反射区与穴位选择原则**：主要是根据病变所在的部位，即得病的脏腑器官，而不是根据具体的病症。

肾、输尿管和膀胱这3个反射区（穴位）是足部按摩中极重要的区域，称为"基本反射区"，其作用主要是疏通脏腑、增进代谢、促进排泄。因此，每次按摩开始和结束时都要连续按摩这3个反射区（穴位）各

4～5遍。

在选取基本反射区的基础上，再选取与病变器官相对应的反射区（穴位）。就便秘而言，因为其属大肠病，所以可选取小肠、回盲瓣、盲肠、升结肠、横结肠、降结肠、乙状结肠及直肠、肛门、腹腔神经丛等反射区（穴位）。

（3）反射区与穴位按摩手法：对便秘而言，反射区按摩主要按摩足底，可以用拇指的螺纹面、食指和中指的指间关节对反射区（穴位）进行按揉点压，也可以使用一些辅助器具（如光滑的塑料棒等）刺激反射区（穴位）。一般以压痛反应比较强的部位为按摩重点，按照先左足后右足、先主要区域再次要区域的顺序进行按摩。

（4）便秘足疗选穴及其按摩

1）反射区（穴位）选择

主要反射区（穴位）：脾、胃、十二指肠、升结肠、横结肠、降结肠、乙状结肠及直肠、小肠、肛门。

次要反射区（穴位）：肺（支气管）、甲状腺、肝、盲肠、骶骨。

2）反射区（穴位）按摩

脾

【位置】左脚脚掌第四、第五跖骨之间，心反射区（左）后（向脚跟方向）的一横指处。

【手法】一手拿住脚，另一手半握拳，食指弯曲，以食指第一指间关节顶点施力，定点按摩3～4次。

【功用】有健脾化湿、统摄血液与增强机体免疫能力的作用，适用于发热、炎症、贫血、高血压、肌肉酸痛、舌炎、唇炎、食欲不振、消化不良、皮肤病，并有助于增强免疫力及抗癌能力等。

胃

【位置】足弓的前部，在脚掌第一跖趾关节后方（向脚跟方向）约一横指宽处，双足均有，胃的一半反射区在右足，另一半在左足。

【手法】一手拿住脚，另一手半握拳，食指弯曲，以食指第一指间关节顶点施力，由脚趾向脚跟方向按摩3～4次。

【功用】有降逆和胃、益气止痛的作用，适用于胃炎、胃溃疡、胃肿瘤、胃下垂、消化不良等胃部疾病，以及胰腺炎、糖尿病、胆囊疾病等。

十二指肠

【位置】双脚脚掌第一跖骨与楔骨关节前方（向脚趾方向），胃及胰反射区的后方（向脚跟方向）。

【手法】一手拿住脚，另一手半握拳，食指弯曲，以食指第一指间关节顶点施力，由脚趾向脚跟方向按摩3～4次。

【功用】有理气和胃、益气止痛的作用，适用于十二指肠炎、十二指肠溃疡、十二指肠憩室等十二指肠疾病，以及腹部饱胀、消化不良等不适或病症。

升结肠

【位置】右脚脚掌小肠反射区外侧与脚外侧平行的带状区域。

【手法】一手拿住脚，另一手半握拳，食指弯曲，以食指第一指间关节顶点施力，由脚跟向脚趾方向按摩3～4次。

【功用】有行气、通便的作用，适用于结肠炎、便秘、腹泻、便血、腹痛、结肠肿瘤等。

横结肠

【位置】双脚脚掌中间，横越脚掌成一横带状。

【手法】一手拿住脚，另一手半握拳，食指弯曲，以食指第一指间关节顶点施力，左脚由内侧向外侧按摩，右脚由外侧向内侧按摩3～4次。

【功用】有导滞、通便、止泻的作用，适用于便秘、腹泻、腹痛、结肠炎等。

降结肠

【位置】左脚脚掌中部，与脚外侧线平行成竖条状。

【手法】一手拿住脚，另一手半握拳，食指弯曲，以食指第一指间关节顶点施力，由脚趾向脚跟方向按摩3～4次。

【功用】有导滞、通便、止泻的作用，适用于便秘、腹泻、腹痛、结肠炎。

乙状结肠及直肠

【位置】左脚脚掌跟骨前缘成一横带状。

【手法】一手拿住脚，另一手半握拳，食指弯曲，以食指第一指间关节顶点施力，由外侧向内侧按摩3~4次。

【功用】有清热、补虚、通便、消炎、通血的作用，适用于直肠炎、直肠癌、便秘、乙状结肠炎、结肠炎等。

小肠

【位置】双脚脚掌中部凹入区域，被升结肠、横结肠、降结肠、乙状结肠及直肠等反射区所包围。

【手法】一手拿住脚，另一手半握拳，食指、中指弯曲，以食指和中指的第一指间关节顶点施力，由脚趾向脚跟方向按摩4~5次。

【功用】有消食导滞、健脾行气的作用，适用于小肠炎症、腹泻、肠功能紊乱、消化不良、心律失常、失眠等疾患。

肛门

【位置】左脚脚掌跟骨前缘，乙状结肠及直肠反射区的末端。

【手法】一手拿住脚，另一手半握拳，食指弯曲，以食指第一指间关节顶点施力，定点按摩3~4次。

【功用】有消痔、止血、通便的作用，适用于直肠癌、肛周围炎、痔疮、肛裂、便血、便秘、肛门脱垂。

肺

【位置】在足底前部，位于双脚斜方肌反射区后方（向脚跟方向），自甲状腺反射区向外到肩反射区处约一横指宽的带状区域。

【手法】一手拿住脚，另一手半握拳，食指弯曲，以食指第一指间关节顶点施力，自内侧向外侧按摩4~5次。

【功用】有补肺益气、清热解毒的作用。适用于肺炎、支气管炎、肺结核、哮喘等肺与支气管的病变，以及鼻病、皮肤病、心脏病、便秘、腹泻等。

甲状腺

【位置】双脚脚底第一跖骨与第二跖骨之间，成带状。

【手法】以拇指固定，食指弯曲呈镰刀状，以食指侧缘施力，按摩3~4次。

【功用】有调节激素分泌、平衡阴阳的作用，适用于甲状腺功能亢进、甲状腺机能减退、甲状腺炎、甲状腺肿大等甲状腺本身的疾病，同时能促进儿童长高，可治疗心脏病、肥胖症等。

肝

【位置】右脚脚掌第四跖骨与第五跖骨间，在肺反射区的后方（向脚跟方向）。

【手法】一手拿住脚，另一手半握拳，食指弯曲，以食指第一指间关节顶点施力，向脚趾方向按摩3~4次。

【功用】有疏舒肝利胆、清热解毒、补益肝血、平肝潜阳的作用，适用于肝炎、肝硬化、中毒性肝炎、肝功能不全等肝脏本身的疾病，以及血液方面的疾病、高血脂、扭伤、眼疾、眩晕、指甲方面的疾病、肾病等。

骶骨

【位置】双脚足弓内侧缘距骨下方到跟骨上，前接腰椎反射区，后连尾骨反射区。

【手法】一手拿住脚，另一手拇指指腹施力，沿足弓内侧缘向脚跟方向按摩3~4次。

【功用】有活血、通络、止痛的作用，适用于坐骨神经痛、骶骨损伤、便秘。

（五）适方法

中医学预防、治疗便秘的方法很多，如果"秘友""准秘友"们采用上述方法还没有阻挡便秘的"侵扰"，不妨再选择导引法、耳针法及中药外治法等方法试试，想必总有一法适合您。

1. 导引法

导引法

1. 导引的概念与内容

导引，又称"道引"，有导气令和、引体令柔的意思，是通过运动肢体、自我按摩、呼吸吐纳、行气意想等一系列的特殊方法，来调动和激发人体内气，从而达到防病治病目的的传统防病治病方法。有人称肢体导引为外导引、内气运行为内导引。

导引包括气功的动功、静功以及其他一些传统健身运动养生法（体育疗法），如五禽戏、八段锦、易筋经、太极拳、放松功、内养功、站桩功、真气运行法等。

2. 导引防病治病的原理

导引法可以使人精神放松，入静，意念集中，排除杂念干扰，直接作用于中枢神经及自主神经系统，促使情绪改善、心神宁静明智。

导引法通过运动肢体、自我按摩以练形，呼吸吐纳、调整鼻息以练气，宁静思想、排除杂念以练意。通过练形、练气与练意，可使人体形体强健、气血和调、精神安定。

具体来说，导引法有三方面的作用：

第一，练形有疏通经络、行气活血、滑利筋骨、消除疲劳的作用，而肌肉、骨骼的放松，又有助于中枢神经系统，尤其是交感神经系统紧张性的下降。

第二，练气有促使气血流通、内气潜藏的作用，调整气息时通过一定的呼吸方法（如腹式呼吸法），既能直接按摩内脏，促进血液循环，增进器官功能，又能兴奋呼吸中枢，从而进一步影响和调节自主神经系统，使机体进入心神宁静、真气内守的"内稳定"状态。

第三，练意因是集中注意力、宁静思想，使心神安定、阴阳和调，对大脑皮质也起着自我抑制的作用，可使过度兴奋而致功能紊乱的大脑皮质得到复原，对外来有害刺激产生保护作用。

导引法作用广泛，适应证也较多，对防治便秘也有一定作用。

（1）**通用导引法通便**：采用部分通用的养生导引术可防治便秘，如太极拳、八段锦、易筋经等均有防治便秘的作用，这里就不一一介绍了。

（2）**专门导引法通便**：即专门用于通便的养生导引术，下面介绍三种方法。

1）**腹式呼吸法**：腹式呼吸法亦称"调息"训练，即有意识地延长吸气、呼气的时间，以腹式呼吸为主进行慢的、深的、有规律的呼吸训练，其既是中医传统养生导引术中的常用呼吸方法，也是防治便秘最简单、有效的方法，被认为是最有效的"通便药"。长期坚持腹式呼吸，由于膈肌和腹肌起落运动增强，对五脏六腑可起到按摩和被动牵拉运行的作用，有促进胃肠蠕动和消化腺分泌的保健功效，因此对促进食物消化吸收、改善消化机能，减轻腹胀，促进排便都有一定的作用。

练习方法：吸气时，肚皮胀起；呼气时，肚皮缩进。练习者可以一手放置于腹部，体会这种一起一伏的感觉。虽然刚开始练习可能不太习惯，甚至突然变得不知道该怎么呼吸，但长期坚持，即可习惯成自然，同时产生确切的防治便秘的效果。

2）**通便保健功**：上海市气功研究所研究员袁顺兴的"通便保健功"（《中国气功科学》1998年第1期），能够增加腹肌和胃肠平滑肌的血流量，促进新陈代谢，增加肠腔内壁的张力和增强胃肠的蠕动功能，对促使大便通畅有一定作用。

通便保健功共有三节，练习方法如下。

第一节，按摩天枢穴：坐位或者平卧位，采用自然呼吸，鼻吸鼻呼，意念即用脑子想象"气"在肚脐中央，要求尽量放松腹肌，用左、右两手的食指或者中指同时轻轻地揉按左、右两侧的天枢穴（在肚脐左、右两侧约三指宽处）1～3分钟。

第二节，按摩腹部：体位同第一节，采用自然呼吸，意念在肚脐周围，两手掌心相互重叠放在肚脐中央，以肚脐为中心，沿着顺时针方向慢慢地按摩腹部，要求用力适中，以能带动腹部内脏为度，首先在肚脐周围小范围内按摩腹部50圈，然后在肚脐周围大范围内按摩腹部50圈，最后用两手掌面在心窝部偏左处从上而下反复交替按摩左侧腹部50次。

第三节，提肛拍骶：一般在排便时做提肛拍骶更好，采用逆腹式呼吸，吸气时意念上提肛门周围肌肉，同时小腹部慢慢向内凹陷，呼气时意念松弛肛门周围肌肉，同时小腹部慢慢向外鼓起，如此反复提肛20～30次，然后用两手空心拳的虎口轻轻拍击尾骶部20～30次。

3）**便秘导引法**：中国医学气功学会副秘书长张海波根据隋代著名医学家、太医博士巢元方《诸病源候论》收载的导引法，编创了一套便秘导引功法（《光明中医》2011年第11期），有通利三焦、培补脾肾、理气通腑、升清排浊的作用，对慢性功能性便秘的改善有一定作用。

便秘导引法除"起式""收式"外，共有五节，练习的方法如下。

起式：即预备式，平坐于椅子上，头颈正直，口眼轻闭，两腿自然并拢，两脚自然斜向两侧，两臂屈肘向内，两手叠放于肚脐部位（男左手在内，女右手在内），自然呼吸，安静放松，默念排浊升清、大便轻松。

第一节，咽气振腑：接预备式，张口，以口吸气，舌抵上腭，使气在口内停一会儿受温后，吞咽入胃肠内，意想气从口、食管、胃、小肠、大肠直接到肛门，停闭一会儿，经鼻缓缓呼出气，意想体内浊气由大便排出。连续咽气7次后，回复至预备式。"六腑以通为用"，咽气可以宣降肺气，调动整个消化道，能加强机体排浊升清之力，有利于大便的排出。此外，咽气时，舌抵上腭，咽下唾液，还有补津润肠之功。

第二节，揉腹运肠：接预备式，两手紧贴肚脐部位皮肤，以肚脐为中心，按右→上→左→下的顺序用力揉按7次。然后，两手同时微抬起，与皮肤微微接触，按右→上→左→下的顺序，在腹部摩转7次。腹部有神阙、天枢、阴交、气海等穴位，揉按肚脐（即神阙穴），意守天枢穴，可刺激这些穴位，既能补益气血，又能畅通脐气，摩转全腹，尤其是结肠在体表的投影部位，可促进肠道蠕动，利于糟粕的排出。

第三节，搓胁调气：接预备式，两手伸直，五指并拢，左手按于左侧腋下胁部，右手按于右侧腋下胁部，随着身体左转，两肩向左转，带动两手向左搓两胁部，然后向右做同样动作，如此7次，然后向下平移一手掌距离，继续左右搓动7次，再向下平移一手掌距离，至两肋弓胁部，继续左右搓动7次，在搓动同时，意想气血流通；两手从上向下轻捋对侧胁部7次，同时意想排浊升清。回复至预备式。由于胁部为足少阳胆经所过之处，是阴阳升降之道路，搓捋此处，配合意想，可疏理肝胆气机，以提升清阳、下通气机，二者一升一降，相互配合，能加强机体排浊升清之力，有利于大便的排出。

第四节，敲腰益肾：接预备式，两手在身后交叉，手心向内，敷于腰背部，上下按摩搓动7次，交叉两手分开，各自握拳，拳眼向上，以掌指关节敲击腰背部，从上到下，从内向外，敲击7次。通过按摩与敲击腰背部，尤其是相应的俞穴，能够补益脾肾之气，增强先后天气血生化之力，促进大肠行使传导之职。

第五节，行气通便：接预备式，鼻子吸气，意想吸到腹部，腹部微回收，腰部微前塌，会阴部向上微提起，意守肚脐里面，停闭一会儿，呼气时，腹、腰、会阴部自然放松，以鼻呼气，意想体内之浊气从大便排出，如此7次。结束后，回复至预备式。逆腹式呼吸及意想与意守，可鼓动腹部气机，有效的按摩腹部脏腑，促进肠胃蠕动，有利于畅通滞气，促进排便。

收式：即结束式，默念大便畅通，快乐轻松。其他同预备式。

（3）**注意事项**：需要说明的是，任何一种导引法的练习都不是一蹴而就的，需要身、心、息并调，精、气、神并练，等练到一定程度，具备一定基础，总能达到养生保健、防治疾病、延年益寿的目的。

以上介绍导引通便的方法，主要目的是启迪思路，拓展方法，朋友们可根据自己的实际情况选择应用。

2. 耳针法

耳针法

1. 耳针法的概念

耳针法是通过对耳廓特定区域（即耳穴）的观察（或检测）和刺激达到诊治疾病的一种方法，具有诊断、治疗、预防、保健四位一体的优点。

2. 耳穴的分布

耳朵虽小，却毫无遗漏地对应了整个人体，其外观就像一个头朝下蜷缩的胎儿。耳垂就好似人体的头部，有头部的耳穴；对耳轮即与耳轮相对、上部有分叉的隆起部分，就如同人体卷曲着的躯干和伸展的下肢，有躯干和下肢的耳穴；屏间切迹即耳屏与对耳屏之间的凹陷，就好像人体的上肢，有上肢的耳穴；耳甲腔即耳轮脚以下的耳甲部位，就如同人体的胸腔和腹腔，其内分布着人体重要的内脏器官，有内脏器官的耳穴。

3. 耳针防病治病的原理

中医学认为，耳朵并不是单独的、孤立的听觉器官，而是一个人体的全息胚，全身五脏六腑、皮肤九窍、四肢百骸都通过经络与耳密切联系，因此有"耳者宗脉之所聚也""十二经脉三百六十五络，其血气皆上于面而走空窍"之说。通过针刺、按压耳穴等刺激可调节人体脏腑的生理功能，具有防治疾病的作用。

4. 耳穴贴压法的操作

耳针法的操作方法有很多种，其中最适合日常进行的是耳穴贴压疗法，也就是平时讲的"压耳豆"。其操作很简单，具体方法分为三步。

一是准备耳豆：在进行耳穴贴压前，需要事先准备好耳豆。可到药店买一块耳豆板和一些医用胶布以及王不留行子（或莱菔子），把王不留行子（或莱菔子）等撒在耳豆板上，然后贴上胶布，用刀逐格划开，随用随取。

二是取穴粘贴：根据疾病，特别是证型选准穴位后，先以75%的酒精棉球拭净耳廓皮肤，用消毒干棉球擦净，再用镊子将中间粘有耳豆的小方胶布取下，贴在相应的穴位上，并粘牢贴紧。

三是按压刺激：待各穴粘贴完毕，即予按压刺激，按压时宜采用拇食指分置耳廓内外侧，夹持压物，行一压一松式按压，反复对压每穴30～60秒，每天按压3～5次，每周换贴1～3次。治疗时两耳可同时进行或两耳交替进行。

5. 耳穴贴压的注意事项

耳廓皮肤有炎症或冻伤者，不可使用。

避免胶布潮湿或污染，防止皮肤感染。夏天炎热，汗多者，耳穴贴压留置时间一般为2天，休息1天。

对胶布过敏伴痒感者，可取下胶布，休息3天后再贴压。必要时加贴肾上腺穴，或遵医嘱服用氯苯那敏等抗过敏药物。

耳针法是中医针灸法中较为独特的疗法。根据针灸在人体上施治部位的不同，针法可以分为头针、体针和耳针三种。头针是在头部特定穴位上进行刺灸的一种防治疾病的方法；体针是在面部、躯干及四肢部的穴位上施行刺灸的一种方法；耳针则是在耳廓的穴位上用针刺或压籽法等刺激穴位来预防、治疗疾病的一种方法。

由于体针、头针的技术要求比较高，需要专业人士操作，本书主要介绍朋友们自己能够掌握和实施的自然疗法——耳针法。

（1）常用通便耳穴及定位

直肠下段：位于耳轮脚棘前上方的耳轮处，即耳轮2区。

大肠：位于耳轮脚上方内1/3处。

交感：位于对耳轮下脚末端与耳轮内缘相交处，即对耳轮6区前端。

三焦：位于耳甲腔底部内分泌穴上方。

肺：位于心区上、下方。

小肠：位于耳轮脚及部分耳轮与AB线之间的中1/3处，即耳甲6区。

便秘点：位于三角窝中1/3处，即三角窝3区。

脾：位于耳甲腔的后上方。

胃：位于耳轮脚消失处周围。

肝：位于耳甲艇的后下方。

心：位于耳甲腔正中凹陷处，即耳甲15区。

肾：位于对耳轮上、下脚分叉处下方。

腹：位于对耳轮体前部上2/5处。

皮质下：位于对耳屏内侧面下1/2的中点。

内分泌：位于耳甲腔底部近屏间切迹处。

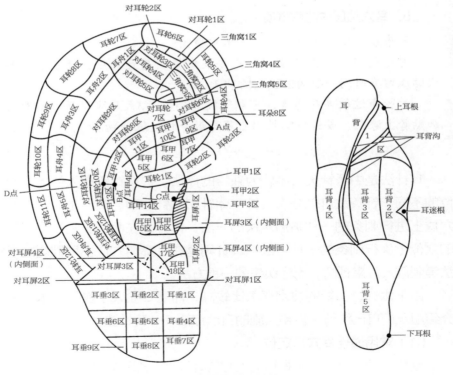

耳廓分区示意图

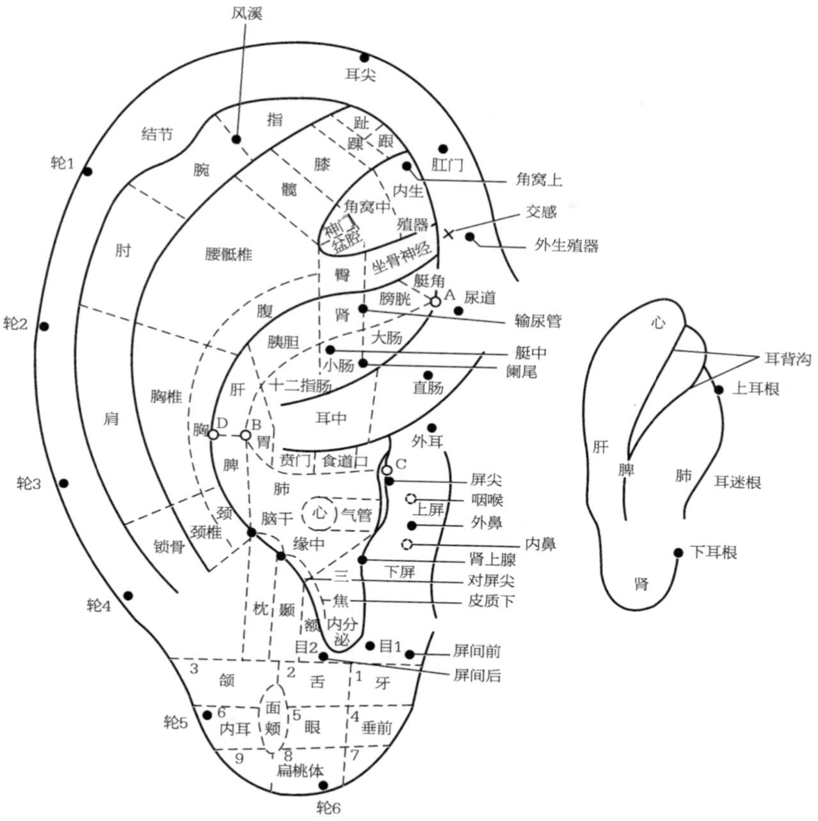

风溪
耳尖
结节
指
趾
踝
跟
轮1
腕
膝
肛门
髋
内生殖器
角窝上
角窝中
神门
盆腔
交感
外生殖器
肘
腰骶椎
臀
坐骨神经
艇角
A
尿道
膀胱
轮2
腹
肾
输尿管
胰胆
大肠
艇中
小肠
阑尾
肝
十二指肠
直肠
胸椎
肩
胸
D
B
胃
耳中
外耳
轮3
脾
贲门
食道口
C
屏尖
肺
咽喉
上屏
心
气管
脑干
颈
外鼻
颈椎
锁骨
缘中
内鼻
肾上腺
下屏
三焦
对屏尖
皮质下
轮4
枕
颞
额
内分泌
目2
目1
屏间前
屏间后
3 颌
2 舌
1 牙
轮5
6 内耳
面颊
5 眼
4 垂前
9
8
7
扁桃体
轮6
心
耳背沟
上耳根
肝
脾
肺
耳迷根
下耳根
肾

耳穴定位图

（2）耳穴贴压通便方

处方一

【取穴】直肠下段、大肠、三焦、肺、小肠。

【方法】自行按压，每天5～6次，每次3～5分钟，6天为1个疗程。

【功用】“直肠下段”主治便秘、腹泻、脱肛、痔疮等病证；“大肠”具有通利大肠、清热祛风、止咳通便之功，可用于腹泻、便秘、腹胀等病证与肠功能紊乱；“三焦”适用于腹胀、便秘、浮肿、肥胖等病证；“肺”具有清热化痰、止咳平喘、祛风止痒及利水通便之功，可用于呼吸系统疾病、皮肤病，以及水肿、便秘等病证；“小肠”具有分清别浊、帮助消化等作用，可用于消化不良、胃肠功能紊乱等病症。诸穴合用，对于各种原因引起的便秘均有疗效。

处方二

【取穴】便秘点、直肠下段、大肠、脾、胃。

【方法】每天晨起饭后、睡前轻按压耳穴5分钟，5天为1个疗程。

【功用】"便秘点"对各种原因引起的便秘均有疗效；"直肠下段"及"大肠"的作用见"处方一"；"脾"具有运化水谷、健脾补气、统血生肌之功，可用来治疗腹胀、腹泻、便秘、白带过多、浮肿等病证；"胃"主要用来治疗各种胃病及胃肠功能紊乱。诸穴合用，对习惯性便秘有比较好的疗效。

处方三

【取穴】便秘点、直肠下段、肝、脾、心、肾。

【方法】便秘点、直肠下段为固定穴位。热秘加耳尖放血，气秘加"肝"，虚秘加"脾""心"，冷秘、阳虚秘加"脾""肾"。每穴按压1分钟，每天按压3～4次，双耳轮换治疗。

【功用】"肝"具有疏肝理气、活血化瘀、祛风明目之功；"脾"的作用见"处方二"；"肾"具有壮阳益精、聪耳明目、通利水道、强壮健身等功用。

处方四

【取穴】大肠、腹、直肠、皮质下、肝、胆、胃、三焦、脾、肺、肾。

【方法】大肠、腹、直肠、皮质下为固定穴位。热秘加"耳尖"放血，耳穴加"肝""胆""胃"和"三焦"；气秘加"肝""脾""胃"和"三焦"；气虚秘加"脾""肺"；阳虚秘加"脾""肾"；阴虚秘加"肝""脾"和"肾"。自行按压，每天5～6次，每次3～5分钟，6天为1个疗程。

【功用】主治习惯性便秘。

处方五

【取穴】大肠、肺、肝、三焦、脾、胃、肾。

【方法】大肠、肺、肝、三焦、内分泌为固定穴位。气虚秘加"脾"，消化不良者加"胃"，年高体虚者加"肾"。每天5～6次，每次3～5分钟，6天为1个疗程。

【功用】主治习惯性便秘。

3．中药外治法

中药外治法

1．中药外治法的概念及其内容

中药外治法（外治法）是在中医基本理论指导下，将中药做必要的处理后，通过一定方式施用于患者全身或局部的体表以及黏膜等部位，以达到治愈疾病目的的一种治疗方法。

外治法的具体方法很多，临床上常用的有贴、掺、敷、熏、蒸、洗、抹、熨、坐等。贴一般指贴膏药；掺一般指掺药面；敷一般指用软膏制剂或药面调剂贴敷；熏是用中药的烟雾来达到治病目的；蒸即用煎熬中药的蒸气来治病；洗即用中药煎剂洗全身或患处以求治愈疾病；抹即将药膏直接涂抹患处；熨是对患处的一种热敷疗法；坐即将药物塞入阴道或肛门内，或直接坐到药物上，以治疗疾病的一种方法。

2．中药外治法防治疾病的原理

中医根据具体病证及病情轻重，或以内治为主，或以外治为主，既可单独采用内治或外治，又可内外兼治同时并举，最终以达到治愈疾病为目的。中医学外治法经典著作《理瀹骈文》中说"外治之理，即内治之理；外治之药，即内治之药。所异者法耳"，即内治、外治防治疾病原理一致，而以内治之理为依据。

中药外治法是通过体外给药，使之作用于经络、气血、脏腑、局部病灶，从而达到祛除机体内在疾患、调整和提高机体功能的一种治疗方法。其作用机制在于"切于皮肤，彻于肉理，摄于吸气，融于渗液"，即药物经过皮表的渗透与吸收，不仅可作用于用药局部，而且可经过皮肤、肌肉、穴位、经络进入体内气血、脏腑而产生全身作用，从而达到治疗疾病的目的。

中药外治法用于便秘的治疗具有简便易行、高效快捷的特点。下面介绍药浴法、敷脐法与肛塞法三种方法。

（1）**药浴法**：药浴法是指在洗浴水中加入中药的煎汤或浸液，或依据病情辨证处方，直接用中药蒸汽沐浴全身或熏洗患病部位的健身防病方法。其形式多种多样，洗全身浴称药水澡，局部洗浴又有烫洗、熏洗、坐浴、足浴等区别，其中烫洗最为常用。

药浴法除遵循"辨证施浴"原则外，还应注意两点：一是药浴浴液温度适宜，温度过热则对温热刺激感觉迟钝者易导致烫伤，温度过凉又对体质弱者易引起感冒；二是过饥、过饱、过劳之后不宜药浴；妇女经期不宜坐浴；有开放性创口、感染性病灶、年龄过大、体质特别虚弱者不宜药浴。

下面列举两种有效的药浴。

1）艾叶生姜食盐浴（民间验方）

【方法】取新鲜艾叶50～100g（或干品25～50g）、生姜25g（切成片），在浴缸中用沸水冲泡5～10分钟，然后晾凉至适宜温度即可洗浴。洗浴时可撒少许食盐（食用精盐即可）于小腹部，然后用艾叶和生姜在小腹部顺时针方向擦拭，直到皮肤红热为止。皮肤娇嫩者可不用食盐，直接用艾叶和生姜来擦拭，每天一次，对缓解便秘大有裨益。

【功用】方中艾叶无论内服还是外用，都有理气血、逐寒湿、温经络的作用；生姜也具有很好的温中散寒功效，其辛温发散的作用可促进气血的运行；精盐则可以增加艾叶、生姜与皮肤的摩擦力，使皮肤毛细血管微微扩张，促进药物的吸收。当然，按揉擦拭的方向也很重要，按顺时针方向进行，也就是按照结肠位置走向擦拭，可通过摩擦刺激增加结肠蠕动，使粪便到达直肠，刺激肠壁神经感受细胞传入大脑产生便意。适用于阳虚秘。

【注意事项】热秘者不宜使用。不宜在过饥或饱餐后进行。患有腹部急性炎症及恶性肿瘤者也不宜用。

2）小蓟生军槐蒌浴（《内蒙古中医药》2012年第3期）

【方法】取小蓟20g，生大黄又称生军10g，槐花15g，全瓜蒌20g，水煎约500ml药汁，先熏洗肛门，再坐浴15～30分钟，每天1～2次，每次1剂，7天为1疗程。

【功用】本方具有清热凉血、润肠通便的功效，适用于2～6岁的热秘儿童，如排便困难、大便秘结、排便时间长、每周排便次数不超过3次，伴小便黄、腹胀腹痛、食欲减退。

【注意事项】平时宜多吃蔬菜、水果，少吃油炸、辛辣之品。

（2）**敷脐法**：是根据不同病证的需要，选择相应的药物敷贴于脐部（神阙穴），从而达到防病治病目的的方法。

中医学认为"脐"与命门（督脉的穴位，位于背部第二、三腰椎棘突间）平齐，为腹部之"缺"，又为心肾交通之门户，由于心藏神、肾藏志，因此名"神阙"。神阙位于任脉与冲脉交会处，并与督脉互为表里，是通向全身各部的一个关键要道。西医学认为，脐在胚胎发育过程中为腹壁最后闭合处，表皮角质最薄，敷药最易吸收，而且药力可不通过胃肠、肝脏代谢，经皮肤吸收后直接由脐下、腹膜下密布的静脉网和动脉分支输布全身各部，故药物有效成分破坏较少，是口服药所不及的。

敷脐法疗效可靠、方法简便、经济安全，自古以来在民间广为流传。具体操作方法为：将选定的药物研成细末，或做散剂用，或用调和剂调匀作膏剂用；如为新鲜湿润药物，可直接捣如泥，做膏剂用。将脐部洗净擦干，然后将配制好的药粉或药膏置入脐中，最后用脐布或纱布垫敷盖固定。1~2天换药1次，或3~5天换药1次。

需要注意的是敷脐法必须根据病证选定方药。

下面列举几种有效的敷脐法方药。

热秘贴法（《健康博览》1997年第11期）：当归60g，大黄30g，芒硝、甘草各15g。各味加水熬稠膏，膏药敷于脐中。适用于热秘。

冷秘贴法（《理瀹骈文》）：附子15g，苦丁香、炮川乌、白芷各9g，胡椒3g，蒜10g。前5味共研为末，与蒜捣成饼，贴敷于脐部。适用于冷秘。

阳虚秘贴法（《中医脐疗法》）：连须葱白3根，生姜、食盐各3g，淡豆豉12粒。上药共捣做饼，烘热贴于脐中。适用于阳虚秘。

气虚秘贴法（《甘肃中医》2010年第1期）：黄芪25g，白术、炒莱菔子各20g，厚朴15g，吴茱萸10g。上药粉碎、混匀，取适量，以香油或植物油调成糊状，敷脐。适用于气虚秘。

大戟膏敷脐（《穴位贴药与烫洗浸疗法》）：大戟1.5g、红枣5~10枚。上药共捣如膏状，贴脐中。适用于各种原因引起的便秘。

硝皂贴脐法（《中医脐疗法》）：皮硝9g，皂角粉1.5g。将皮硝溶于水中，再加入皂角粉，调敷于脐中。适用于热秘、阴虚秘。

葱姜豉敷脐（《江苏中医》1989年第6期）：葱白50g，生姜30g，食盐15g，淡豆豉30粒。淡豆豉研为细末，与葱、姜共捣烂，做成圆饼，烘热后贴于脐部，盖以纱布，胶布固定，每天换药1次。适用于各种便秘。

二黄脐贴法（《浙江中医杂志》1998年第1期）：生大黄适量，生地黄或熟地黄适量。生大黄研粉，生地黄或熟地黄一片洗净，先用温开水清洗脐孔，取适量生大黄粉，用温开水拌成糊状放置脐内，热秘用生地黄片覆盖，虚秘用熟地黄片覆盖，外用橡皮膏固定，若橡皮膏过敏，可试用肤疾宁，一般每3天换药1次。适用于习惯性便秘。

小儿便秘膏（《家庭医药》2008年第1期）：大黄10g，冰片2g。上药研成极细粉，取食用醋适量调成糊，将药糊放在伤湿止痛膏上敷脐，12小时换药1次。1～2次即可见效。适用于小儿乳食积滞、食邪化火所致热秘，如身热面红、口渴尿赤、食少呕吐、大便干结、几日不下等。

（3）**肛塞法**：即肛门给药疗法，是治疗便秘最为直接的方法。因直接与患处接触，药物可直达病位而具有良好疗效，适用于各种类型的大便秘结，目前在临床上应用较多，比如我们最为常见的开塞露的使用其实就是肛门给药法的一种。

肛塞法在中医外治法中历史悠久，早在东汉时期医圣张仲景《伤寒杂病论》中就有治疗便秘的"蜜煎导法"，明代医药学家李时珍《本草纲目》中也记载了该法："大便不通，张仲景伤寒论云：阳明病，自汗，小便反利，大便硬者，津液内竭也，蜜煎导之。用蜜二，铜器中微火煎之，候凝如饴状，至可丸，乘热捻作挺，令头锐，大如指，长寸半许。候冷即硬，纳便道中，少顷即通也。一法，加皂角、细辛（为未）少许，尤速。"

肛塞法必须根据病证选定方药。具体操作方法为：先将药物研成细末，根据需要用蜜或糖等，将药末调成栓剂，用时塞于肛门即可。

下面介绍几种实用的栓剂。

皂辛栓（《健康博览》1997年第11期）：猪牙皂12g，细辛12g，蜂蜜120g。猪牙皂、细辛共研成细末，用熟蜂蜜调匀制成栓剂，阴干，用时塞入肛门内。适用于各种原因引起的便秘。

通便栓（《健身科学》2004年第4期）：蜂蜜适量，小火熬炼，冷却后做成栓状，粗如手指，长约3cm，用时取1枚纳入肛门内。适用于各种便秘。

萝卜栓（民间验方）：胡萝卜切成锥形，锥底直径长1.5cm，高15cm，浸在盐水内浸泡3天后，用时慢慢塞入肛门，并轻拍骶尾部，约10分钟即可自行排便。适用于各种原因引起的便秘，尤其适用于热秘。

热秘栓（民间验方）：生大黄、陈皮各15g，郁李仁25g，火麻仁50g，蜂蜜100g。上药共研细末，熟蜂蜜调和诸药，冷却后搓成条状，粗如手指，长约2cm，用时取1枚纳入肛门内。适用于热秘。

虚秘栓（《健身科学》2004年第4期）：火麻仁60g，郁李仁30g，大黄15g。各药共研细末，熟蜂蜜调匀，冷却后捏成条状，长3cm，纳入肛门，每次1支，每天2次。适用于阴虚秘。

芪皂栓（民间验方）：黄芪30g，皂角10g，红糖、葱白各50g。黄芪、皂角研末，葱白捣汁，红糖中火熬煎，浓缩后倒出，冷却后搓成条状，将糖条浸于葱白汁中，再蘸上药末。用时纳入肛门内即可。适用于气虚秘等虚性便秘。

橘杏栓（《健康博览》1997年第11期）：橘皮、杏仁各30g，蜂蜜适量。橘皮、杏仁共研为细末，小火炼蜜滴水成珠，将药末倒入，搅和均匀，待冷却后搓成条状，粗如手指，长约3cm，用时取1枚纳入肛门内即可。适用于气秘。

三、便秘养生保健的六项注意

便秘是由多种因素，或单一或叠加作用所形成，这种"毛病"说小也小，说大也大，每个人具体情况不同，千差万别，因人而异，预防和治疗的方法也是多种多样。因此对具体某一个"准秘友"或"秘友"而言，需根据个人实际情况加以选择，所谓百人百法，千人千方。

为了便于朋友们"有的放矢"和"卓有成效"地防治便秘，特总结便秘养生保健的6项注意事项，供大家参考。

（一）查原因

便秘形成的原因复杂，辨析便秘的原因，以便能针对性地防治，是便秘养生保健及治疗的首要问题，应特别注意。

临床上按病因分类，常将便秘分为器质性便秘与功能性便秘两类。

1. 器质性便秘

器质性便秘常由肠道的炎症、肿瘤等病变，或某些全身性疾病如甲状腺功能改变、糖尿病、肺气肿、截瘫等所引起。长期、反复发生的便秘，尤其是伴有大便形状、质地、颜色异常状况者，可能属于器质性便秘，对此应给予重视，到医院请专科大夫查找原因，以免耽误病情。

若属器质性便秘，应根据医生制订的系统、合理的治疗、康复方案，积极治疗原发病，同时可借鉴前述"便秘养生保健的五个大法"辅助调治。

2．功能性便秘

功能性便秘多与性别、年龄、气候、地域、精神心理、文化程度等因素相关，常可由于不良的生活习惯、饮食习惯、排便习惯或神经、精神性疾病，年老、肥胖、妊娠、药物影响等引起。排除了器质性便秘发生的可能性，往往多属功能性便秘病症。对于功能性便秘，可在"自诊"的基础上加以"自疗"，如果单一方法效果不明显，则可多种方法综合应用。养成良好的习惯是预防和治疗功能性便秘的最好方法。

（二）养习惯

人们通常的衣食住行、起居坐卧、苦乐劳逸等生活习惯、行为方式，都有可能是引起便秘的因素。

1．饮食习惯

饮食结构不合理，摄取过多高脂肪、高糖、高盐、高热量、高胆固醇食物，过少食用植物食品、生鲜有活性的食品，不爱喝水等，是便秘发生的重要原因；吃饭量少、饮食不规律、经常不吃早餐亦容易导致便秘。

2．生活习惯

没有良好的起居生活作息规律，喜欢熬夜，通宵看电视、玩手机、上网，耗伤胃肠津液，致使大便干燥，容易发生便秘。久坐少动，以车代步，上网、看电视太多，或老年人体弱少动、身体活动不足或缺乏体育运动，胃肠蠕动减弱，也容易引起便秘。

3．排便习惯

不定时排便、不集中注意力排便，影响规律生活，打破节律，未形成或破坏良好的条件反射，容易导致便秘。

因此，积极主动地改善不良的饮食、生活、排便习惯，是预防和调治便秘的"治本"之道。

良好习惯的培养，并非一朝一夕的结果，它是对个人毅力、健康信念的考验。只有建立关注健康的理念，抱着积极尝试的态度和坚定必胜的信念，在掌握一定的健康知识与养生保健技能的基础上，身体力行，持之以恒，才能"防便秘于未然"。

朋友们最好能结合自身情况，在养生保健专家的指导下，为自己"量身定做"一套符合个人日常生活规律的个体化养生保健方案，不仅防治便秘，更能防治其他与生活方式密切相关的各种疾病。

（三）勿常泻

一些朋友得了便秘，认为便秘是小病，自己随便吃点泻药或长期使用泻药解决问题。许多长期便秘的患者，特别是老年人，常不愿意循序渐进地正规治疗，长期大量使用泻药通便。更有一些女性特别是年轻女性，盲目跟风，长期服用含有泻药成分的排毒保健品，或去"灌肠""洗肠"。

"贪图一时之快"，频繁使用刺激大肠蠕动的泻药或使用灌肠、洗肠等物理的导泻方法，当下有效，但长时间后，大肠会产生依赖性，会经常"罢工"，进而导致继发性便秘在短期内很难治愈。

得了便秘，首先要查明原因，有的放矢地治疗；其次是养习惯，要积极主动地改善不良的饮食、生活、排便习惯。除此之外，要特别注意合理使用泻药。通便要遵从大肠的"意愿"，符合大肠的生理规律，当用则用，当停则停。

（四）重禁忌

便秘的发生与饮食结构不合理、五味不调和，排便习惯和生活方式不科学，年龄、性别、体质等个体差异以及精神因素、服用某些药物密切相关。便秘养生保健需特别注意以下禁忌。

1. 饮食方面

注意平衡饮食，调和五味，特别注意不能不喝水、少喝水，不要等到口渴时再喝水；不能不吃油脂；不能不吃五谷杂粮、蔬菜水果。减少或禁食葱、姜、蒜以及火锅、烧烤等辛辣食物，减少或禁饮白酒、浓茶、咖啡等刺激饮料。

2．排便习惯和生活方式方面

积极主动地改善不良的饮食、生活、排便习惯，如注意饭量适中、生活规律、定时排便，克服不吃早餐、经常熬夜、久坐少动、排便注意力不集中等坏毛病。

3．精神因素方面

具体见下述"缓压力"部分内容。

4．个体差异方面

便秘养生保健注意事项也需因人制宜。例如，老年人应注意饮食不可过偏过细，不能不运动，要慎用有可能引起便秘的药物；妇女产后几天内的饮食单调、卧床不动，需注意摄入纤维素食物，并注意适度活动；青少年营养过剩、食物搭配不当很普遍，要减少高脂肪、高蛋白饮食，多吃新鲜蔬菜水果、粗粮杂粮。

任何事物都有两面性，需把握好"度"，要恰到好处，要明确"有所吃有所不吃""有所为有所不为"，无论是饮食方面，还是排便习惯和生活方式方面，对有利于防治便秘的各种因素都要坚持，对于有害于防治便秘的各种因素都应"忍痛割爱"，当断则断。

（五）缓压力

便秘，特别是功能性便秘的发生和康复与精神因素关系密切。

1．普通成年人

日常生活中，紧张状态的积累，如生活节奏加快、工作繁忙，压力过大，无休息时间，与周围人的关系不融洽，长期情绪不稳定、焦急，家中出现突发事件，或工作、生活环境改变，像出差、旅行、搬家或者升迁、降职、退休，都有可能引起大肠生理规律、节律的紊乱而形成便秘或使便秘加重。

2．性别差异

例如，一些女性患有经前期紧张综合征，常是烦躁易怒、头痛失眠、小腹坠痛、乳房胀痛等与便秘同时出现。

3．年龄差异

例如，青少年因为精神紧张、恐惧不安，或焦急暴躁，或性格乖戾等精神心理因素而引发便秘的现象并不罕见。另外，便秘发生之后，许多患者也有压力，一是由便秘本身造成精神心理压力，二是对便秘恐慌产生精神心理压力。

无论是哪一种精神致病因素或精神心理压力，都需要患者自己积极寻找放松自己、释放压力的方法。

首先不要过于把工作或生活中的烦恼，以及便秘的烦恼放在心上，经常愉快地与朋友们融会交流，与自然界亲密接触，听听音乐，养花种草，练习气功等，这些都有利于便秘的预防和治疗。美国肠道学专家坎仑甚至强调，大笑时震动肚皮，能缓解压力与紧张，对肠子有按摩作用，能帮助消化，缓解便秘。

已经得了便秘的朋友如果在充分地摄取水分、进食富含纤维素的食物、常做运动后仍然不能顺利排便，也不必恐慌，千万不要着急，一定要保持心情舒畅。别忘了，精神紧张、靠近压力也是造成便秘的原因之一。所谓"要解除多年来的便秘，也得需要同样多的天数"，只要您坚信便秘一定能得到解除，天天持之以恒地去努力，是会"功夫不负有心人"的。

（六）防他病

便秘可由肠道病变（如炎症、肿瘤等）或某些全身性疾病（如甲状腺功能改变、糖尿病、肺气肿、截瘫等）引起。积极防治其他相关疾病，可以避免便秘的发生。

便秘发病之后，也会引起肛门直肠疾患，致使胃肠功能紊乱，形成溃疡或肠穿孔，引起胆结石、妇科诸多疾病，损害中枢神经系统，诱发心脑血管疾病、乳腺癌、结肠癌，出现"面子"问题，影响"性"福生活。经常保持肠道通畅，积极防治便秘，可以预防便秘疾病的发生。

预防疾病，重视健康，就是养生保健。无论采用何种具体的养生保健方法，目的只有一个，就是增强体质，提高机体的抗病能力，保持和维护机体的健康状态。

参考文献

1. 刘宝华. 便秘的诊断及治疗. 北京：军事医学科学出版社，2001.

2. （日）寄藤文平，藤田纮一郎著，吴锵煌译. 大便书. 哈尔滨：北方文艺出版社，2008.

3. 韩百欢. 不用药物治便秘. 北京：北京出版社，2008.

4. 凌锡森，王行宽，陈大舜. 中西医结合内科学. 北京：中国中医药出版社，2001.

5. 谭兴贵. 中医保健养生研究. 北京：人民卫生出版社，2009.

6. 邓沂，徐传庚. 中医养生学. 西安：西安交通大学出版社，2014.

7. 王德瑜，邓沂. 中医养生康复技术. 北京：人民卫生出版社，2014.

8. 彭铭泉. 中国药膳大全. 成都：四川科学技术出版社，1987.

9. 谭兴贵. 中医药膳学. 北京：中国中医药出版社，2003.

10. 邓沂，吴玲燕，李德贞. 茶饮与药酒方集萃. 北京：人民卫生出版社，1998.

11. 谭兴贵，谭楣，邓沂. 中国食物药用大典. 西安：西安交通大学出版社，2013.

12. 靳瑞，杨顺益. 穴位贴药与烫洗浸疗法. 广州：广东科技出版社，1987.